3,70

EDITION
Johannes Kuhn

Hans-Günther Schützmann

Alzheimer, Parkinson und andere Alterskrankheiten

W0309694

Quell

EDITION JOHANNES KUHN BAND 31

Beiräte:
Dr. Herta Däubler-Gmelin, Marliese Dieckmann,
Dr. Heino Falcke, Hermann Fünfgeld,
Ingeborg Geisendörfer, Ernst Haar, Thilo Koch,
Dr. Andreas Kruse, Thomas Küttler,
Lothar de Maizière, Harald Rössle,
Prof. Dr. Dr. Dietrich Rössler,
Barbara Schäfer-Wiegand, Heike Schmoll,
Dr. Axel Schramm, Hansjörg N. Schultz,
Prof. Dr. Hans-Joachim Thilo, Dr. Johannes Weiß,
Oberkirchenrat Tilman Winkler

Unter Beratung von
Ministerin a. D. Annemarie Griesinger,
Dr. med. Peter Neuffer,
Pfarrer Hermann Schäfer

ISBN 3-7918-1831-7

© Quell Verlag, Stuttgart 1995
Printed in Germany · Alle Rechte vorbehalten
1. Auflage 1995
Umschlaggestaltung: Klaus Dempel
Satz und Druck: Maisch & Queck, Gerlingen/Stuttgart

Inhalt

5 Vorwort

8 Alzheimer
19 Parkinson
24 Alterswahn
40 Altersdepression
54 Manisch-depressive Krankheit
62 Maskierte Depression
69 Lebensgeschichtlich verstehbare Depression
81 Wer ist krank?

84 Anhang: Selbsthilfegruppen

95 Der Autor

Vorwort

1961 hatte ich meine Praxis in Hamburg-Hamm eröffnet, einem Stadtteil im Hamburger Osten, der 1943 völlig zerstört worden war, dessen Wiederaufbau nach der Währungsreform aber ziemlich früh begonnen wurde. Manche Erstmieter wohnen bis jetzt dort. Dadurch gehört Hamm zu den Hamburger Stadtteilen, deren Bevölkerung besonders überaltert ist.

So hatte ich viele Jahre lang alte und uralte Patienten zu betreuen und wurde besonders erfahren in der Alterspsychiatrie.

Lange vor Eintritt in den Ruhestand hatten meine Frau und ich Pläne geschmiedet, was wir als Altersrentner alles unternehmen würden. Mein Doktorvater hatte um 1950 den Begriff »Pensionierungstod« geprägt – für mich eine Warnung, nicht selbst nach meiner Praxisabgabe in ein tiefes Loch zu fallen.

So schrieb ich »Ab und zu vergeß ich eben was« (Quell Verlag 1993), ein Büchlein über meine Erfahrungen, das für Patienten, deren Angehörige und für interessierte Laien hilfreich und nützlich sein kann.

Dies ist die Fortsetzung, in der die wichtigsten psychiatrischen Alterskrankheiten besprochen werden. Ich bemühe mich, aus der Praxis einen lebendigen Bericht mit Fallbeispielen zu geben und dabei meine Doktorsprache beiseite zu lassen, soweit das für das Verständnis irgend möglich ist.

Die Wissenschaft hat sich in den letzten Jahrzehnten intensiv mit der Altersmedizin beschäftigt. Denn die Menschen werden älter als früher. Veränderte gesellschaftliche Strukturen haben eine Fülle von medizinischen, sozialmedizinischen und psychologischen Fragen und Antworten nach sich gezogen. Deshalb ist die Alterspsychiatrie zu einem sehr wichtigen Gebiet der Psychiatrischen Forschung geworden, vielleicht zum wichtigsten.

Jeder in der Psychiatrie Tätige kennt die Belastung und die Nöte der Angehörigen von psychisch Kranken. Immer wieder erleben wir, daß zwar guter Wille und gesunder Menschenverstand vorhanden sind, es aber an der notwendigen Information fehlt, mit der die schwierige Lebenssituation wenigstens erleichtert werden könnte.

Der hier abgedruckte, das Leid, die Abwehr und die Hilflosigkeit vermittelnde Brief der ratlosen Schwester einer schwerkranken Patientin wurde von mir soweit geändert, wie es die ärztliche Schweigepflicht gebietet. Auch hieß Frau Kulikowski in Wirklichkeit anders, wie auch alle anderen Patientennamen verändert wurden.

Hamburg-Marienthal, im Herbst 1994

Hans-Günther Schützmann

Alzheimer

Es gibt Ehepaare, die kommen grundsätzlich gemeinsam ins Sprechzimmer, aus welchen Gründen auch immer. So auch die Kellmers, diese allerdings, weil der Mann hilflos und ganz auf seine Frau angewiesen ist. Herr Kellmer sieht auch heute noch so aus, wie man sich einen Polizeibeamten vorstellt: Er ist 55, und so alt hätte ich ihn auch geschätzt. Groß, kräftig, korrekt, gepflegt, so sitzt er mir kerzengerade gegenüber, ohne mit dem Rücken die Stuhllehne zu berühren. Sage ich, er möge bitte aufstehen, steht Herr Kellmer auf. Sage ich, er möge wieder Platz nehmen, setzt er sich wieder hin. Frage ich, wie er denn geschlafen habe, blickt er hilflos auf seine Frau. Erkundige ich mich nach seinem Befinden, murmelt er Unverständliches. Bitte ich ihn, er möge den Arm zum Blutdruckmessen frei machen, begreift er nicht, was ich von ihm will. Seine Frau muß helfen. Einmal habe ich selbst versucht, ihm den Hemdsärmel hochzuschieben, da hat er sofort nach mir geschlagen.

Es ist mir unmöglich, mit Herrn Kellmer ein

halbwegs sinnvolles Gespräch zu führen. Blickkontakt und Ausführung einfachster Anweisungen, zu mehr ist der Patient nicht fähig. Was in ihm vorgeht, weiß ich nicht, auch nicht, warum er plötzlich anfängt zu weinen, um schon Sekunden später ganz unmotiviert albern zu lachen. Spätestens an dieser Stelle würde auch ein Nichtfachmann mit Erschrecken feststellen, daß dieser Mann völlig verblödet ist.

Die Vorgeschichte hat mir Frau Kellmer erzählt: Ihr Mann sei nie richtig krank gewesen. In jungen Jahren war er Ruderer, ziemlich gut sogar, einmal wurde er Landesmeister. Bei Kollegen und Vorgesetzten sei er angesehen gewesen. Viele Jahre habe er im Außendienst, erst die letzte Zeit am Schreibtisch gearbeitet. Geistig sei er durchaus interessiert gewesen, habe gerne gelesen, besonders Reiseberichte und Abenteuer. »Götter, Gräber und Gelehrte« sei sein Lieblingsbuch gewesen. Daneben habe er sich viel um die beiden Kinder gekümmert, bis die ihre eigenen Wege gingen. Er sei kein Freund von Lärm gewesen, auch kein Freund von Alkohol. Die Kellmers hatten eine gute Ehe. »Ach, wissen Sie, wär's anders, hätte ich den ganzen Krempel schon längst hingeschmissen...«

Begonnen hatte die schlimme Veränderung

vor einem Jahr mit Fehlern im dienstlichen Schriftverkehr. Kleinigkeiten. Aber schon bald kam ziemlich dickes Fehlverhalten dazu, auch wurde Herr Kellmer unpünktlich. Der sei ja nicht mehr ganz richtig im Kopf, sollen die Kollegen gesagt haben. Der Personalarzt hat ihn erst einmal krankgeschrieben, inzwischen ist er auch schon amtsärztlich begutachtet. Nun wartet er auf die Frühpensionierung. Man gab ihm den Rat, sich in nervenärztliche Behandlung zu begeben.

Frau Kellmer hat mir dies alles berichtet. Auch über die zunehmende Schwierigkeit, mit ihrem Mann zu Hause zurechtzukommen, hat sie erzählt, über Ärger mit Nachbarn wegen nächtlichem Herumgeistern im Treppenhaus und über manch schlimmere Vorfälle.

Sechs Monate sind Zeit genug, um mir ein Urteil über diese Krankheit zu bilden. Was aber weiß Frau Kellmer? Arterienverkalkung, hat man ihr gesagt, vom vorzeitigen Hirnschwund soll der Vertrauensarzt gesprochen haben. Mich hat Frau Kellmer eigentlich nie nach meiner Meinung gefragt.

»Geben Sie ihm etwas, damit wir besser über die Nächte kommen«, war immer ihr größtes Anliegen.

Deshalb bin ich auch etwas überrascht, als

Frau Kellmer heute plötzlich um ein Einweisungsattest bittet. Sie zieht einen Zettel aus der Tasche. Eine Freundin ihrer Nichte sei Schwester in der Neurologie, die habe schon einen Platz besorgt.

»Wenn Sie wünschen, gern, Frau Kellmer, Sie brauchen sicher ein paar Wochen Ruhe.«

»Deswegen nicht, Herr Doktor, aber die Schwester hat gesagt, wir haben ja noch nicht einmal eine richtige Diagnose.«

Ich fertige das Attest aus. Schweigen. Von wegen keine Diagnose! Selbstverständlich habe ich alle üblichen Untersuchungen machen lassen! Wenn ich draußen nicht weiter weiß, schicke ich die Patienten immer in die Klinik!

Eigentlich starker Tobak! Ich schreibe zwei Wörter auf einen Zettel, stecke ihn in einen Umschlag, verschließe ihn und gebe ihn Frau Kellmer: »Hier, geben Sie dies bitte dem Doktor in der Klinik und fragen Sie, ob die Diagnose stimmt.«

Vier Wochen später kommen die Eheleute Kellmer wieder. Nichts scheint sich geändert zu haben. Nur, daß der Mann sich jetzt zu Hause überhaupt nicht mehr zurechtfindet. Alles wird noch viel schwerer. Man kann den Patienten nicht mehr auf die Straße lassen. Deswegen besuche ich ihn regelmäßig zuhause, verdopple und verdreifache die Menge der Beruhigungsmittel. Auch spreche ich erstmals von einem Pflegeheim. Frau Kellmer jedoch schüttelt energisch den Kopf: »Nein! Nie!«

Dann beginnt Herr Kellmer mit seinem Kot zu schmieren, täglich, überall, völlig unkontrolliert. Eines Nachts – ich bin gerade im Urlaub – weist ein Notarzt den Patienten ins Krankenhaus ein. Er kommt nicht wieder nach Hause, sondern wird direkt von der Klinik in ein Pflegeheim verlegt. Die Ehefrau zieht bald zu ihrem Sohn in eine andere Stadt.

Das liegt jetzt fünf Jahre zurück. Ich weiß nicht, ob Herr Kellmer noch lebt. Seine Krankheit ist unheilbar, führt aber nicht unbedingt zu einem frühen Tod.

Wir waren auf der Fahrt nach München. Hinter Würzburg fährt der Zug einige Minuten entlang der fränkischen Weinberge. Randersacker, Sommerhausen, Frickenhausen. Ehe wir einen letzten Blick auf die Rebhänge werfen, durchfahren wir einen Bahnhof. »Marktbreit« lesen wir. Hier wurde 1864 Alois Alzheimer geboren.

Es ist erstaunlich, welch stattliche Anzahl von sehr bedeutenden Forschern das verhältnismäßig kleine Fach der Nervenheilkunde hervorgebracht hat, ganz besonders in den Jahren vor und nach der Jahrhundertwende. Männer mit Pioniergeist und wissenschaftlichem Eifer, die jene Fundamente geschaffen haben, auf die unsere heutige Medizin aufgebaut ist. Allgemein war es üblich, Krankheiten mit dem Namen des Forschers zu benennen, der sie zuerst erkannt und beschrieben hatte. Die Geschichte der Medizin nennt eine Fülle von solchen Krankheitsnamen, auch und besonders in der Nervenheilkunde. In der Öffentlichkeit kennt man davon eigentlich nur zwei. Einer davon ist Alois Alzheimer.

Der Doktor aus Marktbreit stammte aus einer Familie, in der es vor ihm keine Ärzte gab. Seine persönliche Neigung führte ihn in die Medizin. Seine Fähigkeiten und sein großer Fleiß ließen ihn an der schon damals berühmten Münchner Nervenklinik zu einem hervorragenden Arzt und Forscher werden. Damals war es weithin üblich, daß die Kliniker auch die Sektionen ihrer verstorbenen Patienten durchführten. Nervenärzte (oder »Irrenärzte«, wie es damals hieß) waren oft gleichzeitig Neuro-Anatomen und Neuro-Pathologen, also Forscher an gesunden und kranken Gehirnen.

»Geisteskrankheiten sind Gehirnkrankheiten« – dieser Ausspruch eines berühmten Nervenarztes bestimmte den Denkansatz der

Psychiatrie. Welche krankhaften Veränderungen des geistig-seelischen Zustandes eines Patienten entsprechen welchen krankhaften Veränderungen des Gehirns? Welche Übereinstimmungen von Geisteskrankheiten und Hirnveränderungen sind eher zufällig, welche halten kritischen Nachprüfungen stand?

Zu den bereits bekannten psychischen Erkrankungen gehörte die geistige Verblödung von äußerlich gesunden und rüstigen Menschen im fünften oder sechsten Lebensjahrzehnt, als deren Ursache ein Schwund der Gehirnmasse angesehen wurde. Man sprach von »Praeseniler Hirnatrophie«, was – frei ins Deutsche übersetzt – hieße: »Schrumpfung des Gehirns vor Einsetzen des Greisenalters«.

Über Ursache, Entstehung und Entwicklung dieser Krankheit wußte man wenig oder nichts. Man hatte aber bereits erkannt, daß die Untersuchung eines Gehirns mit bloßem Auge, also zum Beispiel die Beobachtung, daß die Gehirnmasse geschrumpft ist, für die Forschung nur sehr wenig hergibt. Erst die feingewebliche Untersuchung unter dem Mikroskop konnte verwertbare Befunde liefern. Von entscheidender Bedeutung war dabei die Art der Färbung des Präparates, und das ganz besonders bei der Untersuchung des Gehirns, das im Vergleich zu anderen Organen sehr strukturarm und schwierig zu beurteilen ist.

Professor Alzheimer war es gelungen, mit einer speziellen Färbung der von ihm untersuchten Gehirnpräparate unverwechselbare Krankheitszeichen der »Praesenilen Hirnatrophie« zu erkennen, über die er 1906 im wissenschaftlichen Kollegium berichtete. Diese Beobachtungen wurden von anderen Forschern bestätigt, und so spricht man seitdem von der »Alzheimer'schen Krankheit«. Diese Wörter hatte ich Frau Kellmer auf jenen Zettel geschrieben.

Will man einem Laien erklären, was denn nun das Wichtigste an dieser Entdeckung sei, so ist es die Erkenntnis, daß sich diese Krankheit nicht oder jedenfalls nicht zuerst an den Blutgefäßen des Gehirns abspielt. Es handelt sich also nicht um eine Folge von schlechter Durchblutung, sondern vielmehr um eine Stoffwechselkrankheit, bei der Hirngewebe durch ein anderes, minderwertiges Eiweißabbauprodukt ersetzt wird. Diese Unterscheidung ist bis auf den heutigen Tag schwierig: Handelt es sich in diesem Fall um die »Alzheimer'sche Krankheit« oder um Hirndurchblutungsstörungen? Erst wenn viele andere Möglichkeiten sicher ausgeschlossen sind, darf man von der »Alzheimer'schen Krankheit« sprechen.

Vermutlich hatte ich der leidgeprüften Frau Kellmer aus gekränkter Eitelkeit den albernen Zettel mitgegeben. Weil die Frau mit ihrer Feststellung, ich hätte ja noch nicht einmal eine Diagnose, so unrecht nun auch wieder nicht hatte. Ganz sicher sein kann bis heute nur, wer als Pathologe die Sektion durchgeführt und das Gehirn untersucht hat.

Beim deutschen Psychiater-Kongreß 1990 sprach ein berühmter englischer Forscher über die »Alzheimer'sche Krankheit«. Es war schon bewundernswert, was der alte Herr an geballtem Wissen über das Thema zusammenfaßte und vortrug. Wir wissen heute sehr viel. »Alzheimers disease« ist Gegenstand weltweiter Forschung. Aber: Die Ursache kennen wir nicht, ebensowenig wie eine Möglichkeit der Vorbeugung. Auch gibt es bisher keine erfolgversprechende Behandlung, und dies 84 Jahre nach Entdeckung der Krankheit.

Und leider besteht auch an dieser Aussage kein Zweifel: Je älter wir werden, desto größer ist – jedenfalls statistisch gesehen – die Möglichkeit, daß wir einer von den schätzungsweise mindestens 50000 Menschen sind, die in Deutschland neu an einem »Alzheimer« erkranken.

Wir können also zu jedem Zeitpunkt der

zweiten Lebenshälfte diese Krankheit bekommen.

Die Redensart, wonach erkannte Gefahr gebannte Gefahr sei, trifft hier leider nicht zu.

In der Laienpresse ist häufig zu lesen, diese oder jene Berühmtheit habe oder hatte einen »Alzheimer«. Es scheint eine Modediagnose zu sein, die aber wahrscheinlich oft nicht stimmt. Die alkohol- und tablettensüchtige, alternde Filmdiva, ihr 80jähriger Kollege, nach mehreren Schlaganfällen, der ehemalige Boxweltmeister mit seinen unzähligen Schädelverletzungen: alle haben wohl keinen Alzheimer.

Für Ärzte gilt die Faustregel: Je mehr Krankheiten des Kreislaufes durchgemacht wurden und werden, z. B. Bluthochdruck und Schlaganfälle, desto eher besteht die Wahrscheinlichkeit, daß etwas anderes vorliegt als die »Alzheimersche Krankheit«.

Betroffene Angehörige sollten in jedem Falle einen neurologisch erfahrenen Arzt hinzuziehen.

Bei geistig-seelischen Einbußen nach Schlaganfällen oder Hirnverletzungen erreicht man sehr gute Rückbildungen mit einem systematischen Training. Man spricht von Ergotherapie, die schon lange bei körperlichen Funktionsstörungen, z. B. Lähmungen, erfolgreich angewendet wird. Es gibt verheißungsvolle Ansätze beim Alzheimer, aber für eine Aussage über mögliche Erfolge ist es noch zu früh.

Parkinson

James Parkinson ist der andere Name eines Forschers, der in diesem Buch erwähnt wird, denn auch nach ihm ist eine Nervenkrankheit benannt, die weithin bekannt ist und besonders von älteren Menschen gefürchtet wird.

Sie hat mit der »Alzheimer'schen Krankheit« einiges gemeinsam, aber es sind doch zwei sehr unterschiedliche Krankheiten. Der wichtigste Unterschied ist sicher, daß die Ärzte beim »Parkinson« helfen können. Die schicksalhafte Verschlechterung, wie wir sie beim »Alzheimer« beschrieben haben, galt früher auch für die Schüttellähmung, wie man damals sagte. Der Londoner Arzt Dr. Parkinson hatte 1817 als erster die Krankheit beschrieben und »Shaking Paltry« genannt, obwohl bei streng wissenschaftlicher Betrachtung niemals eine Lähmung (so wäre die wörtliche Übersetzung) vorliegt, sondern eine schwere Bewegungsstörung.

Die für den Betrachter auffälligste Störung, das Schütteln (der »Tatterich«, wie wir Hamburger sagen), ist meistens nicht einmal das schwerste Symptom. Diese sind vielmehr die krankhaft veränderte Spannung der Skelettmuskulatur und – damit zusammenhängend – die unterschiedlich ausgeprägte Minderung der Beweglichkeit.

Auch die Mimik ist bei der »Parkinson'schen Krankheit« verarmt, die Sprache erschwert, so daß medizinische Laien diese Kranken für verblödet halten könnten. Dies trifft aber nur bei einem Bruchteil zu. Den meisten Kranken bleibt die Intelligenz voll erhalten.

Schwierig ist – zumal bei leichteren oder beginnenden Krankheiten – die Unterscheidung von »Parkinson'scher Krankheit« und Depression. Bei einer Fehldiagnose wird häufiger eine Depression angenommen als umgekehrt. Bei beiden Krankheiten können allgemeine Verlangsamung, depressiv-unlustige Verstimmung oder auch eine pedantische Neigung, irgendwelche Befindlichkeitsstörungen aufzubauschen, Frühsymptome sein. Manche Forscher halten ohnehin Depression und »Parkinson'sche Krankheit« für eng verwandt. Im alltäglichen Umgang mit Parkinson-Kranken kann es sehr schwer sein, zu beurteilen, ob diese nur depressiv auf uns wirken oder aber tatsächlich depressiv sind.

Noch eines haben »Alzheimer'sche« und »Parkinson'sche« Krankheit miteinander gemein. Früher begannen sie meist im mittleren Lebensalter. Heute sind sie fast typische Krankheiten der späten Lebensjahre.

Die medikamentöse Behandlung der »Parkinson'schen Krankheit« ist schwierig und durchaus nicht frei von Risiken. Andererseits gehört sie zu den wenigen Nervenkrankheiten, bei denen überzeugende Behandlungserfolge zu erreichen sind. Deswegen sollte man jedem Betroffenen mit Nachdruck raten, sich in fachkundige Behandlung zu begeben.

Auch die »Parkinson'sche Krankheit« kann man im weitesten Sinne als Stoffwechselstörung des Gehirns bezeichnen. Dagegen hat man im Laufe der Jahrzehnte Medikamente entwikkelt. Diese sind in ihrer chemischen Zusammensetzung verschieden und haben auch im Nervensystem andere Ansatzpunkte. Jeder Kranke braucht im Hinblick auf seine Medikamente einen »Maßanzug«. Deshalb schicke ich Parkinson-Kranke häufig zur umfassenden neurologischen Diagnostik in die Klinik. Später gilt es dann aufzupassen, ob die Medikation noch stimmt.

Hinzu kommt immer die Krankengymnastik als Langzeittherapie, die bei dieser Krankheit auch jahrelang anstandslos von den Kassen bezahlt wird.

Wichtig ist die Zusammenarbeit mit Ärzten anderer Fachgruppen, vorrangig mit Internisten und Augenärzten, bei Männern auch mit Urologen.

Müßte ich einem Parkinson-Kranken Mut machen, ich könnte ihm von Herrn Metzger erzählen, obwohl diese Geschichte letztlich traurig endet.

Herr Metzger war Mitte 70, als er zu mir kam, denn er hatte nicht nur einen schweren Parkinson, sondern war auch herzkrank und hatte ein quälendes Blasenleiden. Dementsprechend war seine körperliche Verfassung. Den Weg in meine Praxis schaffte er gerade noch – er wohnte sehr nahe –, nicht aber das Sitzen im Wartezimmer. Deshalb habe ich ihn regelmäßig zuhause besucht.

Stand bei diesem schwerkranken Menschen überhaupt noch etwas auf der Plus-Seite?

Oh ja!

Er hatte die Fähigkeit, sich selbst nicht zu ernst zu nehmen. Zwar stellte er hartnäckig immer wieder seine bohrenden Fragen, wenn ihn die Antwort des Arztes nicht zufriedenstellte. Aber schließlich machte er doch einen versöhnlichen Scherz, und die Augen, die trotz der verarmten Mimik noch rege geblieben waren, blitzten schalkhaft.

Er hatte eine Frau, die zwar chronisch überfordert war, die aber deswegen nie an warmherziger Güte verlor. Auch noch nach 100 schlafgestörten Nächten mit den ewig wiederkehrenden leidigen Entleerungsproblemen strahlte sie Ruhe und Zuversicht aus.

Er war in einer neurologischen Klinik hervorragend medikamentös eingestellt worden und fand auch später bei dieser Klinik schnelle und optimale Hilfe.

Und er hatte seine Musik. In gesunden Jahren war er Berufsmusiker gewesen. Geblieben waren ihm jetzt nur noch sein Abspielgerät und seine vielen Kassetten, die für ihn sicher eine Quelle der Kraft waren.

Es war kurz vor meiner Praxisabgabe. Nach der Konsultation hatte Frau Metzger mir eine Tasse Kaffee vorgesetzt. Gemeinsam hörten wir den Anfang einer Violinensonate. Ich kündigte an, ich würde zur Verabschiedung noch einmal vorbeischauen. Auch beabsichtigte ich, meinem Nachfolger Herrn Metzger besonders ans Herz zu legen.

Schon zwei Tage später rief mich Frau Metzger an. Ihr Mann sei im Treppenhaus gestürzt und gleich nach der Einlieferung ins Krankenhaus gestorben.

Alterswahn

Als in den ersten Nachkriegswintern alle Leute schrecklich froren und viele auch erfroren, wurden meiner Tante wiederholt Briketts gestohlen. Sie hatte nämlich nur einen offenen Verschlag für das wenige Heizmaterial. Es muß schrecklich gewesen sein, und jedermann wird verstehen, daß diese Diebstähle zu den Erlebnissen gehören, die meine Tante nie vergaß und über die sie oft sprach.

Kaum verständlich erschien es, daß die Tante auch in späteren Jahren (nach der Währungsreform, als es den Menschen viel besser ging) noch behauptete, die Brikettdiebstähle hielten an. Sie war durch kein Argument von der Unsinnigkeit ihres Verdachtes abzubringen. Weder die Tatsache, daß sie längst einen verschließbaren Schuppen hatte, noch die Realität, daß die Menschen es inzwischen ganz offensichtlich nicht mehr nötig hatten, sich an Briketts zu bereichern, konnte sie überzeugen.

Was unterscheidet einen Irrtum von einem Wahn? Einen Irrtum kann jemand korrigieren, einen Wahn nicht.

Damals habe ich der Tante vorgeschlagen, gemeinsam die Briketts durchzuzählen und das Ergebnis nach einer Woche zu kontrollieren. Hatte sich die alte Frau geirrt, so mußte es leicht sein, die Tante zu überzeugen.

»Schau her, die Zahl stimmt. Wir wissen ja, daß früher ganz gemein von den wenigen Briketts gestohlen wurde, aber jetzt nicht mehr. Geklaut und betrogen wird wie eh und je, aber Briketts, dazu geht's den Leuten inzwischen zu gut.« Nichts dergleichen. Schon das gemeinsame Zählen konnte ich nicht durchsetzen. Was mir denn einfiele, so mit ihr zu reden, ob ich etwa glaube, sie habe ihre Sinne nicht mehr beisammen. Sie wisse schließlich selbst am besten, wie viele Briketts sie gelagert habe. Nein, danke!

Und die vermeintlichen Diebstähle dauerten an.

Von meinen Lehrern habe ich auch gelernt, daß Wahn ein Denkvorgang ist, den ich nicht nachvollziehen kann. Um ein Beispiel zu nennen: Wenn mir eine psychisch kranke Frau erzählt, sie habe vom Erzbischof Zacharias 100 Millionen Mark geerbt, um mich fast übergangslos darauf hinzuweisen, ihr seien von der Krankenkasse die Rezeptgebühren erlassen worden, so kann ich den wahnhaften Denkablauf wahrnehmen, beschreiben, vielleicht einer bestimmten psychischen Krankheit zuordnen. Verstehen, nachvollziehen, kann ich das Denken der Patientin nicht, auch jetzt nicht, nachdem ich jahrzehntelang Psychiater bin.

Die krankhaften Denkabläufe meiner Tante kann ich sehr gut verstehen. Wer etwas Einfühlungsvermögen hat, kann das ebenfalls, auch (und vielleicht besonders gut), wenn er keine psychiatrischen Kenntnisse besitzt. Als Fachmann darf ich nicht übersehen, daß mehr vorliegt als krankhaftes Mißtrauen. Ich registriere, daß die zunehmende Vergeßlichkeit nicht selbstkritisch erkannt wird, ich nehme den Altersstarrsinn wahr, schließlich die Grundeinstellung einer 70jährigen Frau jener Generation.

Man kann sagen, meine Tante habe damals eine fixe Idee gehabt. Auch der Psychiater muß nicht gleich Diagnosen zu Papier bringen, die vielleicht den Patienten in seinem sozialen Umfeld für immer beeinträchtigen.

Nur: »Fixe Idee« ist eben überhaupt keine Krankheitsbestimmung. Zur Tagesordnung übergehen darf der Fachmann aber nicht. Zum Glück ist das Thema Brikettklau bei meiner Tante damals mehr und mehr verblaßt. Es hätte aber auch ein dicker Wahn daraus werden können, der einen Lebensbereich nach dem anderen erfaßt und zum Schluß den Menschen unfähig gemacht hätte, den Lebensabend ohne fremde Hilfe zu gestalten.

Jeder Psychiater kennt viele wahnkranke alte Menschen: in den Kliniken, in den Altersheimen, aber eben auch draußen in der Praxis. Die Ausgangssituation und die Kulissen sind unterschiedlich, die Themen jedoch sind fast immer die gleichen oder doch ähnliche: Verfolgungs-, Verarmungs-, Beeinträchtigungswahn. Man werde wegen seiner vermeintlichen Missetaten vor Gericht gestellt und eingesperrt werden, die Rente werde demnächst einbehalten, man werde aus der Wohnung gejagt und müsse elendig zugrunde gehen.

Ich habe Patienten, die schon über zehn Jahre 14tägig zu mir kommen.

»Sehen Sie«, könnte ich dann sagen, »zum Glück haben Sie auch in diesem Monat wieder Ihre Rente bekommen. Wann werden Sie mir endlich glauben, daß Sie Anspruch auf das Geld haben, das deshalb ganz sicher auch weiterhin monatlich auf Ihrem Konto ankommen wird?«

Sagen könnte ich das schon, aber nützen würde es nicht das geringste. Ich habe gelernt, damit umzugehen, daß ich in diesem Punkt den Patienten nicht erreichen kann. Es liegt nicht an der Qualität der Patient-Arzt-Beziehung, das liegt im Wesen der Erkrankung. Wahrscheinlich wird derselbe Patient meinen Rat befolgen, bei Glätte nicht wieder ohne Stock auf die Straße zu gehen. Aber ich werde wohl vergeblich raten, bitten, beschwören, der Mann möge nicht zur Polizei gehen, um seine Nachbarin wegen Diebstahl anzuzeigen.

Was für den Psychiater Teil seiner Alltagsarbeit ist, kann für Angehörige von Wahnkranken zu einer schlimmen seelischen Belastung werden. Besonders trifft dies auf Ehepartner wahnkranker alter Menschen zu. Wer selbst alt und seelisch nicht mehr besonders belastbar und flexibel ist, kann nicht verstehen und auch nicht verarbeiten, daß es Bereiche und Themen gibt, in denen seine Frau/ihr Mann unerreichbar geworden ist.

Ich erinnere mich an das tragische Ende eines 70jährigen Rentners, dessen Ehefrau seit Jahren behauptete, sie werde nachts von Wohnungsnachbarn sexuell belästigt. Der Ehemann reagierte auf den Wahn seiner Frau anfangs erstaunt, hilflos scherzend, dann begütigend, belehrend, dann zornig, schimpfend und schließlich resignierend.

Er wisse ja, daß seine Frau es mit den Nerven habe, sagte er mir, sonst wäre er längst aus der Wohnung ausgezogen. Ob ich verstehen könne, daß er sich den gemeinsamen Lebensabend anders vorgestellt habe?

Selbstverständlich! Als die Frau eines Tages ganz unvermittelt äußerte, sie wisse, daß ihr Mann mit den Nachbarn unter einer Decke stecke und schuld an den widerlichen Belästigungen sei, ging der Ehemann fort und erhängte sich.

Nicht etwa nur als läßliche Sünde, sondern als Kunstfehler gilt deshalb in der Psychiatrie, einen wahnkranken Patienten zu behandeln, ohne Kontakt mit nahen Angehörigen zu suchen und diesem Verständnis und Hilfsbereitschaft zu signalisieren.

Nicht selten machen Angehörige zunächst einen Bogen um den Nervenarzt. Einen Geisteskranken in der Familie zu haben, gilt als Schande. Auch wenn die verschiedenen Barrieren der Vorurteile genommen sind, hat der Arzt noch lange nicht das Vertrauen der Angehörigen. Manchmal gewinnt er dieses Vertrauen nie, meistens aber schon bald, denn der Leidensdruck der Angehörigen ist immer sehr groß. Am Anfang steht jedoch die Skepsis, wie sollte es auch anders sein.

»Woher kommen denn diese krankhaften Ideen?«

»Ich weiß es nicht, niemand weiß es.«

»Ja, sowas muß doch einen Grund haben!«

»Bestimmt, nur kennen wir diesen Grund nicht.«

»Unsere Mutter hat ein sehr schweres Leben hinter sich, kann das der Grund sein?«

»Das spielt sicher eine Rolle, ist aber nicht die alleinige Ursache.«

Die verständlichste, für den Arzt die wichtigste Frage: »Geht der Wahn wieder weg?«

Da muß der Psychiater sich mehr einfallen lassen als ein vages »Vielleicht«. Es ist schwierig, eine Vorhersage zu machen, die er im Zweifelsfall eher schlechter als besser stellen muß. Er weiß aber, daß für heute viel gewonnen ist, wenn es gelingt, den Angehörigen als Partner zu gewinnen, wenn eine vertrauensvolle Beziehung hergestellt werden kann. Also muß der Psychiater einen Behandlungsplan skizzieren. Dabei spielen Medikamente eine Rolle, von denen jedermann nur Schlechtes gehört hat, die aber doch unverzichtbar sind.

»Wird es ohne Psychiatrisches Krankenhaus gehen?«

»Ich will es versuchen, aber versprechen kann ich nichts.«

Der Wahn, dies habe ich stets hervorgehoben, kann durchaus eine Episode sein, kann verschwinden und braucht nicht wiederzukommen. Ich kenne viele solche Patienten. Auch der Mensch, der mir gegenübersitzt, kann wieder ganz gesund werden, und eine sachgerechte Behandlung kann dabei hilfreich sein. Ich muß also gedämpft Optimist bleiben.

Nur steht auch dies unausgesprochen im Raum, und die meisten Angehörigen wissen es auch: Gemeinsam mit meinem Lebenspartner alt geworden zu sein und dann erfahren zu müssen, daß er/sie wahnsinnig geworden ist, gehört zum Schlimmsten, was einem Menschen widerfahren kann.

Angehörige von Alterswahnkranken machen ihren Ängsten und ihrer Ratlosigkeit oft Luft in Aggressionen gegen den Nervenarzt. Wahn ist etwas, das in unserer Familie nicht vorkommen darf und deshalb auch nicht vorkommen wird. Es müssen die schwachen Nerven sein. Der Doktor solle sich lieber selbst auf seinen Geisteszustand untersuchen lassen. Erst wenn man da durch ist, bietet sich ein Ansatz für ein sachliches Gespräch. »Ist der Wahn erblich?«

»Nein, nur die Veranlagung ist erblich.«

»Ist die Oma gemeingefährlich?«

»Nein, aber sie kann bei Nachbarn und Fremden unangenehm auffallen, deshalb ist es wichtig, daß sie die Medikamente regelmäßig einnimmt.«

Es geschieht immer einmal wieder, daß Angehörige von Wahnkranken die Fassung verlieren und überreagieren. In solchen Fällen muß Verlaß auf den behandelnden Arzt sein: Kriseninterventionen gelten oft mehr den Angehörigen als dem wahnkranken Patienten selbst.

Es ist ein Teil der hausärztlichen Tätigkeit des Nervenarztes, in der er sich zu bewähren hat und die er gelernt haben muß. Im Wartezimmer des Nervenarztes muß eine ruhige, freundliche Atmosphäre herrschen. Kein Patient darf den Eindruck bekommen, hier falsch am Platz, »unter Verrückten gelandet« zu sein. Patienten, die durch ihr Verhalten Aufsehen erregen könnten, kommen gar nicht ins Wartezimmer, sondern außer der Reihe zum Arzt. Bei diesen Patienten handelt es sich meist um erregte Schwachsinnige oder um Alkoholiker, kaum jemals um Wahnkranke.

Menschen können einen schweren Wahn haben und dabei auf ihre Umgebung ganz unauffällig wirken.

Mir gegenüber sitzt eine kräftige Frau Mitte 60 mit kantigem Schädel und einem typisch norddeutsch-bäuerischen Gesicht. Sie trägt die graue Alltagstracht und Brosche eines evangelischen Mutterhauses. Sie ist Diakonisse, und nur durch ihre Tracht ist sie den anderen Patienten im Wartezimmer aufgefallen. Mancher mag sich gefragt haben, was wohl diese Frau hier beim Nervenarzt zu suchen habe.

Schwester Johanna wirkt ruhig, sachlich und beherrscht, als sie mir ihr Leben schildert:

Sie ist das zweite Kind, die älteste Tochter eines recht wohlhabenden Bauern. Außer der Dorfschule gab es für sie von Kindheit an nur die Landarbeit. Falls sie geheiratet hätte, dann wohl in der Nachbarschaft, und einige Wiesen und ein Stück Wald würde sie bestimmt als Aussteuer bekommen haben. Hier unterbricht Schwester Johanna ihren Bericht kurz, setzt sich noch ein Stück aufrechter und sagt dann: »Aber der Herr hat mich andere Wege geführt.«

Sie war 18, als der Vater tödlich verunglückte, der Bruder den Hof übernahm und bald heiratete. Die beiden jungen Schwägerinnen verstanden sich nicht, es gab Unfrieden und böse Worte, und der Bauer nahm in allem Partei für seine Frau und gegen seine Schwester.

Sie war 20, als sie eine Missionsveranstaltung in der Kreisstadt besuchte und hinterher wußte, welches ihr Weg sei. Nun ist sie seit 45 Jahren Diakonisse und fast ebensolange chirurgische Schwester. Es gebe auch noch keinen

Grund, sie abzulösen, und für das Feierabend-Heim sei sie noch viel zu jung, betont sie.

Es ist heute auch kein Grund erkennbar, warum man Schwester Johanna zu mir, einem Psychiater, geschickt hat.

Die Oberin ihres Mutterhauses hatte einen Vortrag von mir gehört und mich daraufhin eingeladen, auch einmal dort zu sprechen. Wir hatten danach zwei- oder dreimal Gelegenheit, unsere Gedanken auszutauschen. Die Oberin wirkte jugendlich, hatte moderne Ansichten und war sehr gebildet. Sie hatte versucht, in den Lehrplan ihrer Krankenpflegeschule psychiatrische Themen aufzunehmen, hatte sich damit aber nur sehr bedingt durchsetzen können.

Ich vermute, daß es auch einige Überwindung gekostet haben wird, eine der dortigen Schwestern an mich zu überweisen. Und am Rande: Es ist ein großer Vertrauensbeweis und deshalb für mich eine große Verpflichtung.

Auch das zweite Gespräch mit Schwester Johanna plätschert an der Oberfläche dahin, wie so oft bei Patienten, die auf Fragen sofort abblocken. Hier muß man darauf warten, daß sie spontan etwas über sich preisgeben. Aber eine Woche später, ganz unvermittelt und eher in den Raum gesprochen als an mich gerichtet, sagt die Patientin:

»Ich bin es nicht wert, hier zu sitzen und Ihnen die Zeit zu stehlen, Sie haben Wichtigeres zu tun.«

»Womit habe ich Ihnen Veranlassung gegeben, so zu sprechen?«

»Das hat mit Ihnen überhaupt nichts zu tun, es ist allein meine Schuld. Ich habe mich so schwer versündigt, daß es für mich keine Rettung gibt. Ich habe unseren Herrn verraten, ich bin eine Judasfrau.«

Diese Sätze fallen so unbeteiligt, als würde die Schwester über das schlechte Wetter sprechen.

»Bitte erzählen Sie mir, wie Sie auf diese schlimmen Gedanken gekommen sind!«

»Es sind keine schlimmen Gedanken, es ist die Wahrheit. Und Sie würden mich doch nicht verstehen.«

Bevor ich Schwester Johanna heute verabschiede, habe ich mich von ihr von der Schweigepflicht entbinden lassen. Dann rufe ich die Oberin an und bitte um ein Gespräch. Sie kommt am nächsten Tag, und ich berichte ihr, was die Diakonisse gesagt hat.

Die Oberin hört mich an, dann antwortet sie:

»Aber lieber Doktor Schützmann, das weiß ich doch alles, deswegen habe ich sie Ihnen doch geschickt.«

Mir gefällt das nicht, und ich verberge nicht meinen Unmut: »Frau Oberin, meinen Sie nicht, daß hier eigentlich was Seelsorgerliches anliegt?«

»Nein, der Meinung bin ich nicht!«

Pause, dann greife ich das Gespräch wieder auf: »Sie können sich denken, was Schwester Johanna mir erzählt hat. Mögen Sie mir den Rest erzählen?«

»Sie war bei den anderen Schwestern nie sonderlich beliebt. Vielleicht liegt es an ihrer herben Natur. Sie ist eine Eigenbrötlerin. Am besten kann sie mit Kindern und Sterbenden.«

»Wie bitte?«

»Das mag etwas überspitzt formuliert sein. Sie ist eine unserer besten Pflegekräfte. Wir haben sie immer bei Frischoperierten und Schwerkranken eingesetzt. Schon manchem ist sie am Sterbebett zum Segen geworden. Auch gibt es viele dankbare ehemalige Patienten. Wenn Schwester Johanna nach Wünschen gefragt wird, möchte sie Schokolade, obwohl sie nichts davon ißt, sondern alles den Kindern gibt. Sie macht nämlich – soweit ihre Zeit das zuläßt – die Kinderstunde in unserer Gemeinde.«

»Und jetzt steckt sie in einer dicken Krise.«

Schon halb in der Tür, dreht sich die Oberin zu mir um und sagt:

»Herr Doktor, ich vermute, Schwester Johanna ist schizophren ... oder?«

Ich habe von meinen Lehrern gelernt, nur sehr zögernd und zurückhaltend von Schizophrenie zu sprechen. Nun hat mir die Oberin die Diagnose auf den Tisch gelegt. Ein Wahn, mit welcher inhaltlicher Thematik auch immer, bleibt ein Wahn. Nur ein gläubiger Mensch wird in der Krankheit religiöse Inhalte produzieren.

»Wo dein Herz ist, da ist dein Wahn«, sagte einer meiner Chefs. Der Kaufmann fürchtet, sein Geschäft ruiniert zu haben, der Beamte bezichtigt sich selbst der Bestechlichkeit. – Nur: Der Schuldwahn des anderen wird beiläufig zur Kenntnis genommen, es heißt, der ist eben krank, oder auch, der spinnt. Aber eine Diakonisse, die sich selbst bezichtigt, eine Sünderin zu sein, nein, das hat es nicht zu geben!

Schwester Johanna kam weiter zu mir. Sie war gewohnt, den Weisungen der Oberin zu gehorchen. Von ihrer Überzeugung, ein sündiger, verstoßener Mensch zu sein, wich sie keinen Deut ab. Manchmal wirkte sie ganz in sich versponnen, schien mit sich selbst zu sprechen. Ich war mir sicher, daß sie Stimmen hörte.

Immerhin gelang es, unsere Beziehung über andere Bereiche der Medizin zu festigen: die kranke Wirbelsäule, die Knie, der Kopf. Ja, und die Nerven, 40 Jahre Schichtarbeit, da wäre es an der Zeit, auch einmal ein Mittel zu geben. Psychopharmaka sind doch besser als ihr Ruf! Versuchen Sie doch dieses Präparat...

Und eines Tages, es mag die zehnte oder zwölfte Konsultation gewesen sein, höre ich Schwester Johanna wieder unvermittelt sprechen: »Nun ist meine Zeit erfüllt.«

»Wie meinen Sie das, werden Sie bitte deutlicher!«

»Nun, meine Zeit ist erfüllt. Mir scheint, Herr Doktor, Sie kennen nicht die Bibel.«

»Bitte reden Sie nicht in Andeutungen. Haben Sie etwa die Absicht, sich etwas anzutun?«

»Ich habe die Absicht, jetzt zu gehen.«

Dann steht sie auf und geht.

Was für den Frauenarzt der Krebs, für den Internisten der Herzinfarkt, das ist für den Psychiater der Selbstmord, den abzuwenden oberstes ärztliches Gebot ist. Wäre es nicht Schwester Johanna, sondern Frau Lehmann oder Herr Schröder gewesen, ich hätte noch am selben Tag die Klinikeinweisung durchgesetzt, ob freiwillig oder mit Zwang. Aber ich konnte mir einfach nicht vorstellen, daß eine Diakonisse sich etwas antun könnte.

Schwester Johanna hat sich in der folgenden Nacht erhängt. Mitschwestern haben sie gefunden.

Der Vorfall liegt bald drei Jahrzehnte zurück. Ich kann darüber berichten, ohne befürchten zu müssen, das Gebot der Verschwiegenheit zu verletzen.

Es paßte damals nicht in mein Weltbild, daß eine Diakonisse sich selbst töten würde. Als Psychiater hätte ich es aber besser wissen müssen: Wenn das Denken eines Menschen nicht mehr von gesunden Impulsen, sondern vom Wahn gesteuert wird, muß mit der Möglichkeit von Fehlhandlungen gerechnet werden, bis zum Selbstmord. Ohne Ansehen der Person!

Altersdepression

Mein Versuch, der alten Dame ermunternd zuzusprechen, war erfolglos. Unwillig unterbrach sie mich: Nein, sie wisse genau, daß sie unheilbar krank sei, sie habe längst jede Hoffnung aufgegeben. Und sie bete jeden Abend zum lieben Gott, daß sie endlich erlöst werde. Wenn sie nicht so feige wäre, hätte sie sich schon umgebracht. Es sei mein Beruf, Patienten Optimismus zu vermitteln, bei ihr sei das aber ganz fehl am Platz. Ich wisse wohl selbst am besten, daß ich die Unwahrheit sage.

Die 75jährige Frau leidet an einer Altersdepression. Für sie ist das die schlimmste Krankheit, die man kriegen kann. Besser ein Bein ab, besser beide Beine ab und noch blind und taub dazu. Alles, nur nicht diese schreckliche Qual!

Der Psychiater weiß, wie sehr depressive Kranke leiden. Er weiß, daß diese Krankheit sehr lange dauern kann. Doppelt schlimm bei alten Menschen, die nicht mehr lange Zeit vor sich haben, für die es kein Trost ist, wenn man versichert, irgendwann werde die Depression verschwunden sein. Die Patientin hat nicht die

Kraft, auf »irgendwann« zu hoffen. Außerdem glaubt sie dem Arzt ohnehin nicht. Sie glaubt an nichts und niemanden, auch nicht mehr an sich selbst.

Jeder Arzt hat Patienten mit unheilbaren Krankheiten. Auch für diese muß er tröstende und ermutigende Worte finden. Nur, er darf nicht sagen, der Patient werde wieder gesund werden. Das wäre unredlich, wäre ein Verstoß gegen die ärztliche Ethik. Der depressiven alten Dame kann, ja *muß* ich sagen, daß sie wieder ganz gesund werden könne. Gefragt, worauf sich denn dieser Optimismus stütze, könnte ich endlos erzählen oder könnte ein dickes Buch schreiben über Menschen, die wegen einer Altersdepression von mir behandelt wurden und wieder gesund geworden sind. Selbstverständlich haben meine Fachkolleginnen und -kollegen ähnliche Verläufe erlebt, wo sich am Ende alles zum Guten gewendet hat. Es ist durchaus legitim, diese positiven Erfahrungen deutlich herauszustellen.

Freilich: Es gibt auch ungünstige Verläufe, die jeglichen therapeutischen Bemühungen widerstehen, chronisch werden und bis zum Ende eines Menschenlebens andauern. Nicht selten steht am Schluß der Selbstmord. Gerade bei alten depressiven Kranken ist die Gefahr sehr groß, daß sie Hand an sich legen. Beteuerungen, wie die unserer Patientin, sie sei dazu viel zu feige, sind durchaus keine Brücke, über die wir gehen dürfen. Es gibt keinen Psychiater, der nicht im Leben wiederholt vor den Scherben seiner Therapie gestanden hätte, weil sein Patient Selbstmord begangen hat. Auch der Erfahrene weiß nicht, wann und wen die Katastrophe trifft.

Zwar gibt es eine große Anzahl von wissenschaftlichen Untersuchungen, die sich mit Selbstmord-Vorbeugung befassen und bestimmte Aussagen darüber erlauben, wann Menschen besonders und wann anscheinend weniger suizidgefährdet sind. Aber es sind Faustregeln, die im Einzelfall versagen können.

Die Depression ist die häufigste Krankheit, mit der ein praktizierender Psychiater befaßt ist. Etwas zugespitzt formuliert: Sie bestimmt den Ablauf seines Arbeitsalltages. Es ist eine Krankheit, die in jedem Lebensalter auftreten kann, eine Krankheit mit vielen Gesichtern und vielen Ursachen, von denen wir manche erkennen können, andere nicht. Wer vorschnell urteilt, die Depression habe diese oder jene Ursache, greift meistens zu kurz.

Wir Fachleute verstehen unter Depression etwas anderes als die Laien, die den Begriff sinngleich für Traurigkeit oder Schwermut benutzen. Traurigkeit ist für den Psychiater nur ein Symptom – und dazu noch nicht einmal ein zwingendes für seine Diagnose einer Depression. Angst, Unruhe, Schlaflosigkeit, Antriebsstörungen, krankhafte Denkvorgänge, und – gerade bei alten Menschen – auch ganz verschiedenartige körperliche Funktionsstörungen bestimmen das Krankheitsbild, manchmal alle, manchmal nur wenige.

Die Krankheit kann dramatisch verlaufen, sie kann sich auch mitunter ganz hinter diskreten Befindlichkeitsstörungen verbergen.

Manche Depressionen können so schwer sein, daß sie lebenswichtige Organfunktionen blockieren und klinische Maximaltherapie und Rundumpflege erfordern. Andere verlaufen so diskret, so leicht, daß niemand sie erkennt, manchmal nicht einmal der Betroffene selbst. Der schwerstkranke Depressive kann wieder gesund und nie wieder in seinem Leben depressiv werden. Und der nur leicht Erkrankte kann in einen jeder Behandlung trotzenden, schließlich nicht mehr besserungsfähigen depressiven Zustand geraten. Zum Glück ist eine so schlimme Krankheitsentwicklung selten und durch die stete Zunahme an Behandlungsmöglichkeiten noch seltener geworden. Nur: Solche Verläufe gibt es. Sie beweisen, daß wir ein wirklich sicheres Heilmittel gegen alle Depressionen nicht haben, jedenfalls bis heute nicht. Die Erforschung des menschlichen Gehirns, bei der feine und feinste biochemische Reaktionen untersucht werden, hat allerdings so große Fortschritte gemacht, daß es meiner Ansicht nach nur noch eine Frage der Zeit sein dürfte, bis es echte Heilmittel gegen alle Depressionen geben wird.

Diese Prognose ist nicht unumstritten. Seit langem gibt es sehr unterschiedliche Meinungen über Erkennen und Behandeln von seelischen Erkrankungen. Es erscheint denkbar, daß seelisches Leid immer lebensgeschichtlich verstehbar ist, in der Biographie des Leidenden begründete Ursachen hat. Verhielte es sich so, könnte man nur mit einer seelischen Behandlung, mit Psychotherapie, Heilung, zumindest Besserung erreichen. Irgend etwas belastet, bedrückt den Menschen, etwas, das ihm selbst gar nicht bewußt zu sein braucht. Aufgabe des psychologisch geschulten Helfers ist es, möglichst durch Gespräche mit dem seelisch Leidenden die Ursache der Krankheit zu erkennen und gemeinsam nach Wegen zur Genesung zu suchen.

Gehen wir davon aus, daß die Depression eine sehr menschliche, ja, die menschlichste aller Krankheiten ist, dann werden wir gefühlsmäßig die intensive personale Zuwendung, das ganz vertrauliche Gespräch von Mensch zu Mensch für die einzig angemessene Behandlung halten. Damit befinden wir uns in Gesellschaft einer starken öffentlichen Mehrheit. Von den populär-wissenschaftlichen Büchern anerkannter Gelehrter über die darstellenden Künste bis zur Trivialliteratur mit Millionenauflagen: die »Heilung durch den Geist« ist ein Thema, das viel Interesse fand und findet.

Dagegen ist auf den ersten Blick schon der Gedanke abstoßend, man könne seelische Erkrankungen mit Pillen heilen wie eine Lungenentzündung oder ein Magengeschwür. Zwar hat man gehört, daß der Mensch mittels Drogen und Chemie in seinem Verhalten beeinflußt werden kann, nur, daß jemals etwas Gutes dabei herausgekommen wäre, das möchte man doch sehr bezweifeln. Und dies besonders bei seelischen Störungen, wie wir sie für die Depression beschrieben haben.

Die Furcht, durch Arzneimittel Schaden zu erleiden, ist beim alten Menschen besonders verbreitet – und bei deren Angehörigen. Man habe Schreckliches gehört, man kenne jemanden, der danach verrückt geworden und in der Psychiatrie gelandet sei.

Ich bin hier einer weit verbreiteten Meinung gefolgt und habe die seelische und die medikamentöse Behandlung als Gegensätze, als Alternativen herausgestellt. Tatsächlich handelt es sich um therapeutische Verfahren, die sich nicht ausschließen müssen, sondern die sich sogar ergänzen.

Für uns Ärzte ist es ganz selbstverständlich, daß der Mensch auch ein biologisches Wesen ist. Wir lernen es in den ersten Semestern unseres Studiums, das nicht zu Unrecht »Medizin« heißt. Bevor wir unserem ersten Patienten die Hand schütteln, haben wir Blut und sämtliche Ausscheidungen zu untersuchen gelernt.

Es mag Ärzte geben, die darüber vergessen haben, daß der Mensch auch und zu allererst ein geistig-seelisches Wesen ist. Es gibt depressive Erkrankungen im Alter, die nur psychotherapeutisch behandelt werden sollten, aber dies sind Ausnahmen. Wir lassen diese Einschränkung gelten. Die überwiegende Mehrzahl unserer altersdepressiven Kranken behandeln wir mit Medikamenten und seelischen Methoden. Auch wenn wir nicht unbedingt immer den Begriff »Psychotherapie« verwenden, ist die intensive personale Zuwendung unverzichtbar.

Dazu gehört auch – wo immer möglich –, daß wir die Angehörigen in die Beratungen mit einbeziehen. Bei alleinstehenden alten Patienten gilt dies auch für begleitende Nachbarinnen und andere Bezugspersonen, auf die wir zugehen, soweit dies mit der ärztlichen Schweigepflicht vereinbar ist. Wir wissen, daß wir uns damit auf einem sehr gewagten Terrain befinden, doch um Selbstmord zu verhüten und, wo irgend möglich, Leben zu erhalten, muß man sich zuweilen auf gewagtes Terrain einlassen.

Die Altersdepression ist eigentlich keine eigenständige Erkrankung. Wir sollten korrekter sagen: die Depression im Alter. Es gibt aber doch sehr große Unterschiede gegenüber jüngeren Patienten, die von dieser Krankheit betroffen sind.

Bei den Alten verbirgt sich die Depression besonders häufig hinter Körperstörungen, hinter Beschwerden, die zwanglos dieser oder jener organischen Krankheit zugeordnet werden können. Erst die unergiebigen organischen Untersuchungen, das Mißverhältnis zwischen dem Ausmaß des Leidens und der Geringfügigkeit der erhobenen Organbefunde lenken schließlich den Verdacht des Arztes auf eine Altersdepression. – Manchmal bedauerlich spät!

Für solche Fälle gibt es auch den Begriff der larvierten (oder maskierten) Depression, was beides das selbe bedeutet. Diese Bezeichnung wird besonders von Internisten gebraucht, die damit ausdrücken wollen, daß sie wirklich alles untersucht, aber nichts Entscheidendes gefunden haben, so daß die Ursache wohl im seelischen Bereich zu suchen sei. Die meisten Psychiater sprechen nur zurückhaltend von einer larvierten Depression. Wer sein Fach versteht, fleißig eine gründliche Vorgeschichte erhebt und zudem aufmerksam hinschaut und hinhört, für den sind die wenigsten Depressionen larviert.

Der Psychiater hat gelernt, daß er erst dann eine Krankheit für psychogen, das heißt für seelisch verursacht halten darf, wenn eine organische Ursache mit hinreichender Sicherheit ausgeschlossen wurde. Das ist besonders bei alten Menschen schwierig, weil fast alle irgendwelche Befindlichkeitsstörungen haben und der Arzt häufig Untersuchungsbefunde mit Krankheitswert findet.

Vor einiger Zeit überwies mir ein Kollege einen älteren Herren, der so blaß, so elend, so hinfällig aussah, daß mein erster Gedanke war: »Der hat vermutlich Krebs.« Der sehr erfahrene Internist jedoch hatte bei eingehenden Untersuchungen kein Anzeichen von Krebs gefunden und hatte mir die von ihm erhobenen Befunde mitgegeben. »Dann wird der alte Herr sicher eine Depression haben«, schloß ich. Die

Krankheit war so schwer, daß eine ambulante Behandlung nicht vertretbar war. Deswegen wies ich den Patienten in die Psychiatrische Klinik ein.

Nach etwa drei Monaten wurde er entlassen und kam wieder zu mir. Ich hätte ihn kaum wiedererkannt, so hatte er sich verändert. Der Patient wirkte nicht nur körperlich kräftiger, sondern auch geistig frischer. Man hätte ihn zehn Jahre jünger geschätzt als vor drei Monaten. Dabei hatte er keine Verjüngungskur gemacht, sondern war im Krankenhaus mit antidepressiv wirkenden Medikamenten behandelt worden, die in diesem Fall wie Wunderpillen angeschlagen hatten.

Hätte man den Patienten nicht in die Psychiatrie geschickt, sondern womöglich weiter nach einer bisher unbekannten körperlichen Erkrankung gefahndet, es hätte böse enden können.

Wer ist denn nun für die Behandlung einer Altersdepression zuständig? Sicher ein Arzt mit soliden psychiatrischen Kenntnissen und nicht der Quacksalber. Ob und wann ein Psychologe zur Mitbehandlung hinzugezogen wird, ist eine Frage, die nur der Arzt je nach Lage des Falles entscheiden kann.

Schwieriger ist die Frage, ob der Hausarzt oder der niedergelassene Nervenarzt die Depression des alten Menschen behandeln soll. Wenn der Hausarzt keine hinreichende Erfahrung in der Psychiatrie hat, tut er gut daran, die Behandlung dem Spezialisten zu überlassen. Oft wird der Psychiater den Patienten nach entsprechender Untersuchung dem Hausarzt zurücküberweisen. Denn es hat viel für sich, wenn die Behandlung des älteren Menschen in einer Hand, nämlich der des Hausarztes, bleibt. Ich kenne alte Leute, die haben sechs oder sieben Krankheiten und für jede einen besonderen Arzt. Da weiß die rechte Hand nicht mehr, was die linke tut.

Sicher aber ist dies: Eine schwere Altersdepression sollte immer vom Nervenarzt behandelt werden. Ihm sollte man die oft schwierige Entscheidung überlassen, ob und wann der Patient in die Psychiatrische Klinik eingewiesen werden muß. Die von Patienten und deren Angehörigen oft geäußerte Befürchtung, die Nervenklinik werde die Patientin behalten und nie wieder entlassen, ist absolut unbegründet. Die Krankenhausverweildauer beträgt durchschnittlich rund drei Wochen, und auch diese Zeit bringt durch die immens gestiegenen Pflegekosten den Krankenkassen schon Probleme genug. Krankenhausbehandlung ist überall – auch in der Psychiatrie – immer mehr zur Intensivbehandlung geworden. Hier habe ich manchmal den Eindruck, daß die Patienten nicht zu spät, sondern eher zu früh nach Hause entlassen werden.

Bei Patienten mit Altersdepressionen kommt auch häufig die Frage nach Möglichkeit und Sinn einer Kur. Ich nutze jede Gelegenheit, alte Patienten zu verschicken, schon weil Tapetenwechsel sehr anregend sein kann, wenn im Alltag sonst nicht mehr viel passiert. Eine Verschikkung während des akuten Krankheitsstadiums wäre jedoch falsch, würde dem Patienten nichts nützen, sondern ihm im Gegenteil schaden.

»Wenn es Ihnen besser geht, dann reden wir über eine Kur«, sage ich den Leuten, denen es manchmal schwerfällt, dies einzusehen.

Diese mangelnde Einsichtsfähigkeit kennzeichnet viele alte Menschen. Bei der Altersdepression kommt noch der Zweifel an der Kompetenz des Psychiaters hinzu. Gerade hier ist es von größter Wichtigkeit, auch die Angehörigen mit einzubeziehen. Denn obwohl Altersdepressionen sehr quälend und sehr langwierig sein können, gibt es in der Psychiatrie kaum eine zweite Krankheit, bei der wir einem so hohen Prozentsatz wirklich helfen können.

Ein Mensch wandelt über eine Wiese. Die Blumen blühen, die Sonne scheint, er ist glücklich. Aber plötzlich fällt er in Schwermut, es wird von Stunde zu Stunde schlimmer. Er kann kaum noch etwas essen, er kann nicht mehr schlafen. Nichts und niemand kann ihn erfreuen. Er wünscht seinen Tod herbei. Nach drei oder sechs Monaten wird er ebenso schnell wieder gesund, wie er krank geworden ist. Aber nach einem weiteren halben Jahr, ohne jeden erkennbaren Grund, greift die unheimliche Faust wieder aus dem Dunkel zu und schleudert ihn in die nächste Depression.

Sie und ich haben einen solchen Menschen noch nie gesehen. Es gibt ihn nicht. Niemand lebt auf der grünen Wiese, jeder von uns hat ein Umfeld, hat Bezugspersonen, hat eine ganz besondere Biographie, die bei allen Krankheiten eine große Rolle spielt.

Doch als Modell taugt dieses Bild, das wir vor einem halben Jahrhundert als Studenten kennenlernten, immer noch. Wir nennen die Krankheit »endogene« Depression. Damit meinen wir, daß die Ursache der Krankheit nicht in der Außenwelt liegt, sondern im Menschen selbst. Erbanlagen spielen sicher eine Rolle. Feinste Veränderungen des Hirnstoffwechsels sind sicher nachgewiesen. Trotzdem wissen wir bisher nur, daß es bei dieser Krankheit eine schicksalhafte Veranlagung gibt und daß der Prozentsatz der Krankheitsfälle in der Bevölkerung ziemlich gleich ist, ob es sich nun um gute oder schlechte Zeiten handelt, um Krieg oder Frieden.

Behandlung bedeutet immer viel mehr, als nur Pillen zu geben; Psychotherapie im weitesten Sinne ist immer nützlich. Aber die stärkste Säule bei dieser Krankheit ist die Behandlung mit Medikamenten, die Pharmacotherapie.

Manisch-depressive Krankheit

Es gibt übrigens noch ein weiteres Denkmodell: Der Mann fällt nicht nur immer wieder in tiefe Depression, sondern zwischendurch in einen freilich genauso krankhaften Zustand von Überaktivität und Getriebenheit. Sie werden schon davon gehört haben: Es handelt sich um die manisch-depressive Krankheit. Dafür ein Beispiel mit sehr ernstem Verlauf.

Liane Pingel, 57 Jahre alt, brachte ihre Diagnose mit: seit vielen Jahren immer wieder auftretende Episoden einer manisch-depressiven Erkrankung. Vorbehandlung bei mehreren Ärzten und Heilpraktikern, drei Klinikaufenthalte. Nun wollte die Patientin wieder einmal den Arzt wechseln, da sie überhaupt nicht vorankäme.

Teuer gekleidet, wenig gepflegt, das ist mein erster Eindruck. Blässe, sehr spärliche Mimik, leise, monotone, leidende Stimme.

»Ich weiß, alles liegt nur an mir. Ich habe keinen Mut und auch keine Lust mehr, ich bin nur auf Drängen meines Mannes gekommen. Helfen kann mir niemand, die neuen Medikamente schon gar nicht.«

»Haben Sie denn die verordneten Medikamente nach Vorschrift genommen?«

»Mal so, mal so, wer schluckt schon Pillen nach der Uhr... Ach, Sie fragen mich Sachen... Früher habe ich Hilfe durch Yoga gefunden, aber das nützt jetzt auch nichts mehr.«

Eine eintönige pessimistische Litanei. Es gelingt mir heute nicht, einen tragfähigen Kontakt herzustellen. Ich greife zum Rezeptblock.

In solchen Fällen muß der Arzt versuchen, den Patienten bei der Stange zu halten, und das ist in den ersten Wochen oft am schwierigsten. In dieser Zeit überwiegen beim Einsatz von antidepressiv wirkenden Medikamenten oft die unerwünschten Nebenwirkungen, noch bevor ein positiver Effekt eintritt. Es ist nötig, die Bezugspersonen des Patienten als Hilfe zu gewinnen.

Herr Pingel überwand schnell seine Skepsis und war dann sehr kooperativ. Nach einem Monat konnte man eine durchgreifende positive Wirkung feststellen. Ein Anfangserfolg, keineswegs ein Grund, an der Behandlung irgend etwas zu ändern.

Die große Krise kam nach einem Vierteljahr. Ich bekam einen Anruf des Ehemannes:

»Herr Doktor, ist Ihnen letzte Woche etwas an meiner Frau aufgefallen?«

»Nein, was ist passiert?«

»Sie ist weg. Ich fand sie schon gestern ziemlich überdreht, gereizt und streitsüchtig. Aber so etwas kenne ich schon von früher, ich habe deshalb nichts darauf gegeben. Heute mittag hat sie ohne Vorankündigung ihren Koffer gepackt, hat auch keine Nachricht hinterlassen, und als ich nach Hause kam, war sie weg. Ob ich nicht besser die Polizei verständige?«

»Nein, Sie sollten besser abwarten, ich bin sicher, Sie werden bald von Ihrer Frau hören.«

Die Vermutung, was eingetreten war, erschien für mich naheliegend: Die Depression war fast übergangslos in eine Manie umgeschlagen.

Die erste Nachricht kam nach zwei Tagen telefonisch. Sie wäre für jeden Ehemann schlimm genug gewesen, aber für Herrn Pingel muß dieses Telefongespräch erschütternd gewesen sein. Herr Pingel war ein Hamburger Kaufmann, leitete ein kleines, solides Unternehmen, das schon seit Generationen in Familienbesitz war. Feste Geschäftsfreunde, fester Kundenstamm. In diesen Kaufmannskreisen ist man konservativ und besonders ehrpusselig. Es gibt eine lange, ungeschriebene Liste darüber, was man darf und was man nicht darf. Man fällt nicht auf, man bringt sich nicht ins Gerede. Verstöße gegen diese Regeln können sehr nachteilige geschäftliche Folgen haben. Die Depression von Frau Pingel hatte man noch zur Kenntnis genommen, obwohl manche Abendeinladung »wegen Krankheit der Gattin« reichlich spät abgesagt worden war.

»Der Pingel ist zu bedauern, daß er mit dieser verrückten Frau verheiratet ist«, so mag manch einer noch hinter vorgehaltener Hand gesagt haben.

Aber das? – Nein!!

Der Anruf kam aus einem Hotel der gehobenen Kategorie eines norddeutschen Kurorts, wo die Eheleute Pingel verkehrten.

»Wir haben uns leider gezwungen gesehen, Ihre Gattin zum sofortigen Verlassen des Hotels aufzufordern, und wir mußten leider die Polizei zu Hilfe holen, als Ihre Gattin der Aufforderung nicht Folge leisten wollte.«

»Was ist denn passiert, um Himmels willen?«

»Nun, ich schildere die Vorkommnisse nur ungern, Respekt, Herr Pingel, aber die Gattin hatte mit lärmender Fröhlichkeit ein Benehmen gezeigt, das wir bei aller Großzügigkeit gegenüber unseren Gästen in unserem Hause nicht dulden können!«

»Ist meine Frau denn betrunken gewesen?« wollte Herr Pingel wissen.

»Nein, sie hat nichts oder nur wenig getrunken, um so erstaunlicher, aber auch unverzeihlicher war ihr Verhalten!«

»Bester Herr Klausen, sind Sie so ungeschickt, daß Sie eine kranke Frau nicht diskret aus dem Verkehr ziehen konnten, ehe es zum Eklat kam!? Wir sind – wir waren – schließlich Stammgäste bei Ihnen!«

»Haben wir versucht, ging aber nicht. Hören Sie, Herr Pingel, ehe Sie am Telefon laut werden, will ich Ihnen unter Männern erzählen, was sich abgespielt hat. Ihre Gattin war auf einen Tisch gestiegen und konnte von meiner Frau gerade noch daran gehindert werden, einen perfekten Striptease hinzulegen. Was wir freilich nicht verhindern konnten, war, daß sie sich eindeutig den anwesenden Herren angeboten hat. – Nichts für ungut, aber wir mußten diesen Spuk abstellen!«

»Und wo ist meine Frau jetzt?«

»Keine Ahnung, Herr Pingel. Wünsche das Beste. Ich darf Ihnen noch meine bescheidene Rechnung schicken. Wünsche das Beste ...«

Wie gesagt, der Ehemann war völlig verzweifelt. Bei der Polizei hatte er sich schon erkundigt. Die hatten seine Frau nach Feststellung der Personalien nachts am Ortsausgang abgesetzt.

»Zur nötigen Abkühlung«, wie der Wachtmeister hämisch gesagt hatte.

Nach fünf Tagen rief mich Herr Pingel am frühen Morgen an: »Meine Frau ist wieder da!«

Ich kam sofort. Frau Pingel lag dösend auf ihrem Bett, erschöpft und um Jahre gealtert. Bei meinem Eintritt setzte sie sich auf und begrüßte mich wie einen alten Kameraden. Sie lachte mich aus, als ich ihr erklärte, sie gehöre in ein Krankenhaus.

Zwei Stunden später war sie in einer geschlossenen Station der Nervenklinik. Ich hatte eine Zwangseinweisung erwirkt mit der Diagnose: »Manie bei bekannter manisch-depressiver Erkrankung – schwerer Erregungszustand – Selbstgefährdung.«

Als ich Frau Pingel eine Woche später in der Klinik besuchte, wirkte sie beherrscht, wenn auch unangemessen fröhlich, geschäftig und ganz unkritisch. Sie erzählte mir, sie habe sich auf der Station mit zwei Damen angefreundet, mit denen sie demnächst auf große Tour gehen wolle.

Ich habe Frau Pingel nicht wiedergesehen. Sie war nach einigen Wochen aus der Klinik entlassen worden, hatte erneut den Nervenarzt gewechselt, hatte bald gar keine Medikamente mehr genommen und war erneut schwer depressiv geworden. Sie hat ihren Mann lange überlebt. Der Ehemann hielt den Kontakt zu mir bis an sein Lebensende. Seine Dankbarkeit machte mich etwas beklommen, die Behandlung seiner Frau war schließlich ein Mißerfolg, aus welchen Gründen auch immer.

Wir Ärzte können auch bei der manisch-depressiven Erkrankung vielen Patienten gut helfen, oft so gut, daß über Jahre und Jahrzehnte keine Krankenhausbehandlungen notwendig werden, daß Familien intakt bleiben, daß die Kranken sogar ihren Beruf ausüben können.

Man könnte einwenden, daß in diesem Fall der Brunnen erst zugedeckt wurde, nachdem das Kind hineingefallen war. Aber es gibt keine Möglichkeit, behandlungsunwillige Patienten zu zwingen, und ich meine, daß es auch gut ist, daß es eine solche Möglichkeit nicht gibt.

Es gab aber nicht nur die Möglichkeit zur Hilfe, es wäre die Pflicht aller Augenzeugen gewesen, Frau Pingel zu helfen. Eine alternde Dame aus besseren Kreisen, deren Schamlosigkeit anscheinend keine Grenzen kannte, die völlig enthemmt auf dem Tisch tanzte; war das für den sonst eher öden Alltag im Kurbetrieb nicht einfach eine amüsante Abwechslung?

Hotelier Klausen war freilich empört, weil er um den guten Ruf des Hauses fürchtete. Die Polizei setzte die überhitzte Frau an einem kalten Abend am Ortsrand ab, zur Abkühlung – Ordnung muß schließlich sein, auch wenn noch einmal gnädig auf eine Strafanzeige verzichtet wird.

Eigentlich beschämend, aber niemand hat geholfen. Denn ein Arzt mußte für die sofortige Einweisung in die Psychiatrie sorgen, und jedermann hätte einen Arzt rufen können.

Strafrechtlich wäre Frau Pingel nicht belangt worden, aber zivilrechtlich mußte sie für alle Kosten aufkommen, von dem ruinierten Ansehen ganz zu schweigen.

Maskierte Depression

Sehr geehrter Herr Doktor,

meine Schwester Frau Walburga Harder hat sich auf Anraten ihres Hausarztes in Ihre Behandlung begeben. Angeblich soll sie an Depressionen leiden. Ich schreibe Ihnen, weil ich mir ganz große Sorgen mache und selbst nicht mehr nach Hamburg kommen kann. Ich bin 74, habe leider vor acht Jahren meinen Mann verloren und bin selbst krank. Aber Depressionen habe ich nicht, hatte ich nicht, und die hat es auch bisher bei uns nicht gegeben. Deshalb war ich gleich im Zweifel, als meine Schwester mir gestern abend am Telefon Ihre Diagnose mitgeteilt hat. Es ist wirklich schade, daß ich nicht zu Ihnen kommen kann, denn ich könnte Ihnen so viel über meine Schwester erzählen, und Sie als Arzt oder Psychologe müßten eigentlich wissen, mit was für einem Menschen Sie es zu tun haben, ehe Sie zu solch einem Urteil kommen. Meine Schwester selbst wird Ihnen bestimmt nur die Hälfte erzählen oder noch weniger.

Sie ist ein vornehmer, zurückhaltender Mensch und so pflichtbewußt und gewissenhaft, daß es einem manchmal auf die Nerven gehen kann. Sie hat nie genug Selbstbewußtsein gehabt, hat sich früher immer an unsere Mutter geklammert und nach deren Tod an mich, die drei Jahre ältere, große Schwester. Am liebsten wäre sie nach ihrer Pensionierung zu mir gezogen. Das mußte ich ihr ausreden, denn es wäre für beide Teile nicht gut gewesen. Ich könnte sie jedenfalls nicht jeden Tag um mich haben. Aber Depressionen? Mutter hätte gefragt, was das denn überhaupt ist.

Meine Schwester hat im Leben eine ganze Menge geleistet, schließlich ist sie nicht von selbst Oberinspektorin geworden. Sie hat gar nicht einmal schlecht ausgesehen, hat aber nie etwas aus sich gemacht. Es hat da wohl in jungen Jahren einmal einen Mann in ihrem Leben gegeben, wenn auch nur kurz. Viel weiß ich nicht darüber, und tun Sie mir bitte den Gefallen und sagen Sie meiner Schwester nichts davon. Es ist ihr sowieso nicht recht, daß ich mich an Sie wende.

Die Stärkste war sie nie, oftmals hatte sie eine Grippe, auch schon mal eine nervöse Erschöpfung. Sie hatte es im Amt auch nicht leicht zwischen all den Männern. Probleme mit der Verdauung hatte sie schon, soweit ich zurückdenken kann, wenn auch nicht so schlimm wie in den letzten Jahren. Der Hausarzt soll ja sehr tüchtig sein, ich kenne ihn nicht, sonst hätte ich ihn einmal gefragt, ob er wohl glaube, daß es für einen sensiblen Menschen gut ist, das viele Röntgen, die Darmspiegelungen mit den Schläuchen und all dem Drum und Dran. Und wenn ein Mensch dann nicht mehr kann, dann heißt es, er hat Depressionen. Ich bin kein Arzt, aber ich finde das zu einfach. Wenn man nicht mehr weiter weiß, die Patientin so abzustempeln. Entschuldigen Sie, ich habe gelernt, immer das zu sagen, was ich denke. Ich denke, daß Sie alles noch viel schlimmer gemacht haben, und ich mache mir große Sorgen und schlafe kaum noch eine Nacht.

Warum haben Sie ihr verboten, nächsten Monat in die Berge zu fahren? Sie ist jedes Jahr mit zwei Freundinnen gefahren und kam immer zurück wie aus einem Jungbrunnen. Gott, was hat sie denn sonst groß vom Leben.

Und dann das Gerede um das bißchen Malteser. Herr Doktor, seit Jahren trinkt meine Schwester jeden Abend ein, zwei Malteser, sie braucht das für den Schlaf und für die Verdauung – ich übrigens auch. Nun kommen Sie und sagen nein, grundsätzlich keinen Alkohol. Kennen Sie das Sprichwort, wer Sorgen hat, hat auch Likör? Meine Schwester hatte auch ihre Sorgen und ihren Ärger im Amt. Vielleicht ist ihr das auf die Nerven gegangen, das und die Malesche mit dem Darm. Aber doch nicht gleich Depressionen!

Und was dagegen die vielen Pillen machen sollen, die Sie ihr gegeben haben, das, Herr Doktor, wird wohl Ihr Geheimnis bleiben. Nichts für ungut, aber ich kenne sie besser!

Sie hatte schon als Kind ihre Durchhänger. Unsere liebe Mutter mußte uns zwei Mädchen allein großziehen, die konnte nicht lange fackeln und nahm auch schon mal den Ausklopfer. Reiß dich zusammen, so hat Mutti gesagt, jeder steht mal mit dem linken Bein zuerst auf, man muß nur wollen. Nichts da von Schonung, wenn mein liebes Schwesterlein den ganzen Vormittag vor sich hindöst. Das kannten wir schon von früher. Ach, Herr Doktor, ich war ja so froh, daß es bei ihr kein Darmkrebs ist! Aber nun mache ich mir noch größere Sorgen!

Hochachtungsvoll
Frau Irmgard Kulikowski

Wer diesen Brief gelesen hat, weiß schon ziemlich viel über Frau Harder: der frühe Tod des Vaters, die resolute Mutter, die dominante Schwester. Immer die Schwächste, langsam, unsicher, aber zuverlässig, pflichtbewußt, wertorientiert bis zur Pedanterie. Aber eben auch jemand, der bei Belastungen schnell schlapp macht, dem alles auf den Darm schlägt.

Frau Kulikowski hat mir schon sehr geholfen, auch wenn sie mit einem Psychiater nichts im Sinn hat, auch wenn »Depression« ein Reizwort für sie ist.

Ich habe der alten Dame einen netten Brief geschrieben, in dem ich ihr aber in wichtigen und grundsätzlichen Punkten widersprechen mußte:

1) Von Reisen muß man bei allen akuten Krankheiten – also auch bei psychischen – strikt abraten, auch wenn der Urlaub in den Bergen früher so gut getan hat.

2) Psychisch kranke Menschen dürfen keinen Alkohol trinken. Alkohol verstärkt die stimmungsmäßige Ausgangslage: der Heitere wird ausgelassen, der Mürrische wird gewalttätig, der Schwermütige wird verzweifelt bis zum Selbsttötungsversuch. »Wer Sorgen hat, hat auch Likör?« Wilhelm Busch, der Humorist, war selbst psychisch krank und hatte schwere Alkoholprobleme! Und wer kann wissen, ob

die depressive alleinstehende Frau nicht bald mehr als ein oder zwei Gläschen Malteser trinken würde?

3) Depressive Menschen leiden sehr an ihren Antriebsstörungen, an ihrem »Nichtwollenkönnen«. Man darf nicht an sie appellieren, sich gefälligst zusammenzureißen. Dies wäre falsch, gefährlich und unmenschlich. Depressive sind von ihrer Krankheit genug geschlagen, man darf sie nicht moralisch mit dem Ausklopfer bedrohen.

4) Es ist unstrittig, daß Kranke wie Ihre Schwester Medikamente brauchen, obwohl keine von diesen bei allen Patienten sicher wirkt – jedenfalls bis heute nicht.

Ich habe Ihnen noch nicht verraten, was Frau Harder eigentlich fehlte: Sie hatte eine sogenannte maskierte (auch larvierte) Depression. Davon sprechen wir, wenn die psychischen Krankheitszeichen ganz verborgen sind hinter organischen Störungen, für die kein organischer Befund festgestellt werden kann.

Eine Vertiefung der Vorgeschichte ließ keinen Zweifel daran, daß es sich auch bei früheren »Durchhängern« um endogen depressive Episoden gehandelt hatte, also um eine nicht vorrangig lebensgeschichtlich verstehbare Krankheit. Erst als ein festes Vertrauensverhältnis bestand, konnte ich mich nach dem frühen Tode des Vaters erkundigen und erfuhr, daß dieser durch Suizid gestorben war.

Als sich Frau Harders Zustand gebessert hatte und sie für eine Psychotherapie tragfähig erschien, überwies ich sie in eine psychosomatische Fachklinik, aus der sie nach zwei Monaten entlassen wurde. Danach fühlte sie sich ganz gesund.

Das war vor fünf Jahren. Zum letzten Weihnachtsfest schickte sie mir Grüße aus dem Altersheim. Es ginge ihr recht gut, sie nehme keine Medikamente gegen Depressionen. Sie könne noch weite Wanderungen machen, vielleicht wolle sie im kommenden Jahr noch einmal mit einer neuen Freundin aus dem Heim in die Berge fahren. Nur ihr Darm mache ihr noch sehr zu schaffen. Der Heimarzt habe deshalb vorgeschlagen, nach Neujahr noch einmal eine Darmspiegelung machen zu lassen.

Lebensgeschichtlich verstehbare Depression

Einem Mann ist das Haus abgebrannt. Er reagiert darauf mit einer schweren Depression, bekommt nie wieder Schwung und den Mut, sein Haus wieder aufzubauen. Das Unglück zieht sich wie ein roter Faden durch sein weiteres Leben.

Der Mann hat eine reaktive Depression. Jeder von uns kann sich in den Unglücklichen hineinversetzen. Seine Reaktion ist auch dann zu verstehen, wenn Sie und ich in diesem Fall anders reagieren würden.

Wir Psychiater haben gelernt, immer nach dem Verhältnis von Anlaß und Reaktion zu fragen. Der Verlust eines 100-Mark-Scheines wird auch den Wohlhabenden ärgern, depressiv wird er aber deswegen nicht werden. Das wird möglicherweise aber die Rentnerin. Doch auch von der armen Frau werden wir erwarten, daß sie sich bald wieder fängt, spätestens nach der nächsten Rentenzahlung.

Die meisten von uns sind – zum Glück! – stabil genug, um verregnete Urlaube, eingedrückte Kotflügel und gestohlene Handtaschen als schmerzliche Verluste abzuhaken und zur Tagesordnung überzugehen. Gleiches gilt für die seelische Verarbeitung beiläufiger Kränkungen und Enttäuschungen. Daß Menschen unterschiedlich reagieren können, ist Lebenserfahrung; Kummer hat es immer gegeben. Manchmal steckt jedoch mehr dahinter.

Bei einem öffentlichen Vortrag in einer Kirchengemeinde erzählte ich folgende Begebenheit:

> Auf einem Bauernhof ist ein Feuer ausgebrochen. Mensch und Vieh konnten gerettet werden, aber das Gehöft ist bis auf die Grundmauern niedergebrannt. Tage später sucht der Bauer nach den Resten seiner Habe in der Asche. Er findet seine Axt und beginnt, für den verbrannten Stiel einen neuen zurechtzuschneiden, um am nächsten Tag mit dem Wiederaufbau seines Hofes beginnen zu können.

Die Erzählung stammt nicht von mir, sondern von Peter Rosegger und wurde um die Jahrhundertwende geschrieben. Wir wissen, daß viele Menschen nach dem Krieg ganz ähnlich gehandelt haben wie jener Bauer.

Damals kam nach dem Vortrag eine Frau mittleren Alters zu mir.

Die Geschichte habe sie sehr getroffen, ihr aber keineswegs geholfen. Sie finde keinen Neuanfang, sei geschieden, und jede neue Beziehung ginge durch ihre Schuld in die Brüche.

Hier war die Erklärung einfach, guter Rat jedoch teuer. Die Frau hatte sich von ihrem alkoholabhängigen Mann scheiden lassen. Sie hatte viele gute Gründe für die Scheidung, nur: Sie liebte ihren Ex-Mann noch immer. Hier lag also mehr vor als eine reaktive Depression.

Bei Verlust des Lebenspartners wird der Hinterbliebene meistens nicht sofort reagieren, sondern erst später, wenn die Trauerfeier, die Behördengänge, die Kondolenzbesuche und die Korrespondenz vorüber sind. Besonders bei Menschen, die vorher monatelang unter starker körperlicher und seelischer Belastung standen, kann eine Reaktion eintreten, die wir als »Entlastungsdepression« bezeichnen. Vorher hatte der Mensch alle seine Kräfte aufgeboten, jetzt »kann er sich seine Depression leisten«.

Wie ein Mensch seine Trauer verarbeiten wird (der Fachausdruck heißt: Trauerarbeit), ist von niemandem abschätzbar. Es scheint mir aber manche Gesetzmäßigkeit zu geben. Mit den Berichten über Frau Kinderberger und über Herrn Reisig will ich versuchen, dies zu verdeutlichen.

Briefmarkensammeln ist ein schönes Hobby, solange man es als Nebensächlichkeit betreibt. Wenn eine Sucht daraus wird, muß das schlimme Folgen haben, besonders für den Ehepartner. Die Kinderbergers waren seit 40 Jahren verheiratet. Herr Kinderberger war seit drei Jahren in Rente. Während er vorher notgedrungen seine Zeit teilen mußte zwischen seiner Arbeit beim Autokonzern und seinem Hobby, gab es jetzt für ihn nur noch seine Briefmarkensammlung. Dafür gab er für seine Verhältnisse viel zuviel Geld aus. Und seiner Frau widmete er sich viel zu wenig oder gar nicht.

»Ich bin nur noch zum Kochen, Wäschewaschen und Saubermachen da«, klagte mir Frau Kinderberger.

Die 60jährige hatte schon lange resigniert. Sie kam unter dem Vorwand ständiger Kopfschmerzen zu mir, doch sie kam wohl tatsächlich, weil sie von Zeit zu Zeit jemanden brauchte, der ihrem einförmigen Geklage zuhörte. Irgendwelchen Vorschlägen meinerseits war sie nicht zugänglich. Durch ihr Verhalten bestätigte sie eigentlich die Binsenweisheit, daß es in einer schlechten Ehe nie einen Alleinschuldigen gibt. Daß meine Versuche, einmal auch mit dem Ehemann zu sprechen, scheiterten, mag durchaus auch an der Frau gelegen haben:

»Nein, mein Mann hat nie Zeit, der kommt nicht zu Ihnen.«

Es schien hoffnungslos!

Da zwang ein Leiden Herrn Kinderberger, sich Zeit für seine Krankheit und das Krankenhaus zu nehmen, und als er endlich wieder nach Hause kam, wurde die Zeit sehr knapp, die er noch für seine Briefmarkensammlung hatte. Denn sein Leiden führte in wenigen Monaten zum Tode.

Danach war Frau Kinderberger ganz allein, denn ihre beiden Söhne waren nur zur Trauerfeier nach Hamburg gekommen. Die Frau, die früher matt, flügellahm, immer klagend war, geriet nach wenigen Wochen in eine tiefe Krise und beklagte laut jammernd ihr Witwenschicksal. Sie schien sich überhaupt nicht wieder beruhigen zu können.

Lieben Nachbarn entgeht so etwas nicht, und eine dieser Frauen, gleichzeitig Patientin, sprach mich auf Frau Kinderberger an:

»Sagen Sie, Herr Doktor, verhält die sich eigentlich noch normal?«

»Wie meinen Sie das?«

»Na, wissen Sie etwa nicht, daß die Ehe ganz schlecht war, daß der Mann seine Frau wie ein Dienstmädchen behandelt hat?«

»Warum erzählen Sie mir das?«

»Na, ich bitte Sie! Auch wenn es hart klingen mag, die sollte doch froh sein, daß der Kerl unter der Erde liegt. Statt dessen heult sie, als wäre es die große Liebe gewesen... Verstehen Sie das etwa?«

»Doch, das verstehe ich.«

»Na, sowas...«

Eine ähnliche Geschichte kenne ich schon aus früher Jugend. Eine Schwester meiner Großmutter hatte sehr früh einen Mann geheiratet, der nichts taugte, einen umtriebigen, arbeitsscheuen und gewalttätigen Kerl, der ihr 45 Jahre lang das Leben zur Hölle gemacht hatte. Die Verwandtschaft meinte, daß sie nur aus religiösen Gründen bei diesem Mann blieb. Als er starb, fiel meine Großtante in tiefe Schwermut, aß tagelang nichts, fing sich nur sehr langsam, lebte dann noch 20 Jahre als Witwe, ohne auch nur einen Tag die Trauerkleidung abzulegen.

Als Kind habe ich diese Großtante stets gefürchtet. Sie erschien mir in meiner Phantasie immer als Vorbotin schlimmer Ereignisse. Doch, ich kann das Verhalten von Frau Kinderberger verstehen. Aber ich kann auch ein ganz gegenteiliges Verhalten verstehen, obwohl Herr Reisig da zunächst seine Zweifel hatte.

Das Ehepaar Reisig kam viele Jahre gemeinsam zu mir, er, ein Kunsthandwerker, weil er nach einem Unfall in der Kindheit an selten auftretenden Krampfanfällen litt, sie, weil ihr Haushalt sie nicht ausfüllte und sie auf alle denkbaren Wechselfälle des Lebens mit verschiedenen nervösen Störungen reagierte. Sie hatten einen auswärts lebenden Sohn, waren sich aber selbst genug, allzeit fröhliche Menschen, beide anscheinend ohne sonderlichen Tiefgang, Naturfreunde und Camper, die einen Großteil ihrer Freizeit unter Gleichgesinnten auf dem Zeltplatz verbrachten. Für mich waren die Reisigs unproblematische Patienten, die jeder Nervenarzt auch braucht, um während der Sprechstunde einmal tief durchatmen zu können.

Eines Tages kam er allein; sie müsse heute zum Frauenarzt, anscheinend stimme da etwas nicht. Dann verlosch ein Menschenleben innerhalb eines halben Jahres, und die letzten beiden Monate waren besonders schlimm.

»Ich bleibe bei meiner Frau«, sagte Herr Reisig, aber als es dann wirklich nicht mehr ging, sorgte der Chefarzt dafür, daß ein zweites Bett in das Krankenzimmer gestellt wurde.

Herr Reisig ist bei seiner sterbenden Frau geblieben. Sie ist getröstet gestorben, und er hat sich großartig gehalten. Das habe ich ihm auch gesagt, und er hat geantwortet, daß er nun ziemlich fertig sei, eine Zeitlang zu Freunden verreisen und sich dann wieder bei mir melden werde. Aber ich hörte zunächst nichts von ihm und verlor ihn aus dem Blickfeld.

Als dann seine Heiratsanzeige kam, erschrak ich zunächst und rechnete nach: acht Monate nach dem Tod seiner Frau... Immerhin... Dann setzte ich mich hin, schrieb ihm einen Brief und beglückwünschte ihn.

Später rief er mich an, er habe sich sehr über meinen Brief gefreut. Vorher habe er Hemmungen gehabt, sich bei mir sehen zu lassen.

»Sie müssen verstehen, der Alltag holt jeden von uns ganz schnell ein. Mir fiel zu Hause die Decke auf den Kopf. Ich bin Handwerker, aber um den Haushalt habe ich mich nie gekümmert. Meine Frau, ich meine natürlich meine jetzige Frau, war 5 Jahre Witwe. Wir kennen uns vom Zeltplatz. Der Pastor, der die Trauerfeier gehalten hat, hat uns getraut. Meine Wohnung habe ich aufgegeben, deshalb muß ich mich von Ihnen verabschieden, der Weg hierher wäre mir jetzt zu weit.«

Der Tod markiert unerbittlich Schlußpunkte und raubt Illusionen. Die alternden Frauen, Frau Kinderberger wie meine Großtante, beweinten nicht ihre Eheleute, sondern ihr verlorenes Lebensglück. Erst nach dem Tode ihres

Mannes wurde ihnen klar, daß sie vor den Scherben ihres Lebens standen.

Heutzutage gibt es bereits Therapieangebote für Trauernde. Nur möge darüber nicht vergessen werden, daß Trauerarbeit nicht nur mit Verlust zu tun hat, sondern auch mit Schuld.

Einmal kam der Pastor der Ortsgemeinde zu mir und bat um meine Mithilfe: Wir wüßten um die Not alleinstehender alter Menschen, die am Heiligen Abend einsam in ihrer Wohnung säßen, ohne daß sich irgend jemand um sie kümmere. Man habe deshalb beschlossen, in diesem Jahr im Anschluß an die Nachmittagsmesse ein Beisammensein anzubieten, ganz zwanglos bei einem Glas Punsch und mit einem bescheidenen Imbiß. Für Gebrechliche werde man einen Fahrdienst einrichten. Es gebe keinerlei Verpflichtung, es seien auch Leute willkommen, die vorher den Gottesdienst nicht besuchen wollten.

Ich fand dieses Vorhaben gut, mir fielen sofort einige Patienten ein, die darüber geklagt hatten, Weihnachten stehe immer wie ein Berg vor ihnen, gerade am Heiligen Abend gingen die Gedanken weit zurück und führten in tiefe Schwermut.

Diese Menschen sprach ich auf das Angebot der Gemeinde an und ermunterte sie, sich im Pastorat für dieses Beisammensein anzumelden. Die Angesprochenen schienen erfreut und interessiert zu sein. Gekommen ist niemand von ihnen.

Hätte man weiter auf diese Menschen zugehen sollen? Ich erwähnte bereits die Barriere des »Nichtwollenkönnens«, das resignierend-depressive Alte daran hindern kann, spontan auch nur einen Schritt dem anderen entgegenzukommen. Ich meine, im Einzelfall mag dies richtig gewesen sein, grundsätzlich nicht. Wir sollten den Menschen die freie Entscheidung überlassen, ob sie unsere kommunikativen Angebote annehmen wollen oder nicht.

Geselligkeit ist dem Einsamen durchaus nicht immer hilfreich.

> »Hilfe, mir fällt die Decke auf den Kopf! – Bin Witwe, 69, noch rüstig. Gibt es wirklich keinen passenden Herrn für mich?«

»Warum sollte jemand nicht durch eine solche Kontaktanzeige einen Lebenspartner kennenlernen«, fragte mich ein gleichaltriger Studienfreund und klagte mir seine Not. »Ich bin seit vier Jahren verwitwet und habe eigentlich alles, was ich zum Leben brauche. Guter Kontakt zu den Kindern und Enkeln, Hund, Haus und Auto. Und doch werde ich mit der Einsamkeit nicht fertig. Ich bräuchte eine Partnerin.«

»Bist du dir denn darüber im klaren, was du von einer solchen Partnerin erwarten würdest?«

»Na ja, jedenfalls mehr als nur Kochen und Bügeln. Etwas Sympathie, ein bißchen Zärtlichkeit sollte schon dabei sein... oder ist das in unserem Alter schon zuviel verlangt?«

Im Plauderton am Kaffeetisch konnte ich nur eine sehr allgemeine Antwort geben, die ich hier in Form eines erdachten Briefes vertiefe.

Lieber Freund,

Du wirktest auf mich ziemlich geknickt, und ich nehme Deine Not ernst. Zwar ist Einsamkeit keine Krankheit, aber sie kann zur Krankheit führen, und sie kann bestehende Krankheiten richtunggebend verschlimmern. Als Psychiater habe ich erlebt, daß Einsamkeit in den Tod führen kann. Wer in unserem Alter so verzweifelt ist, daß er nicht mehr leben mag, der stirbt sehr bald, auch ohne daß er sich umbringt.

Verlangen kannst du überhaupt nichts. Ob Du noch einmal eine passende Partnerin findest, ist zunächst Glück oder Fügung, wie Du es nennen willst.

Die meisten von uns werden im Alter kritischer, starrer, weniger anpassungsfähig, verletzbarer und egozentrischer. Du solltest Dir im stillen Kämmerlein darüber klar werden, was Du in eine Partnerschaft einbringen kannst und willst, und was nicht. Es geht nicht darum, was Du nehmen möchtest, sondern was Du geben kannst.

Wer noch träumen kann, ist noch nicht senil. Aber bleibe Realist: Alle Wünsche und Erwartungen und alle Grenzen müssen bei der ersten Tasse Kaffee auf den Tisch!«

Wer ist krank?

Im Bereitschaftsdienst in den 50er Jahren auf der Psychiatrie war es stets ein Alptraum, es könnten mehr Patienten zur Aufnahme kommen als freie Plätze vorhanden waren, wozu auch schon die Notliegen auf den Fluren zählten. Eigentlich konnten wir nur endogene Psychosen aufnehmen. Kamen dann aber vom Leben geschlagene, verzweifelte Menschen, so haben wir sie doch noch irgendwie untergebracht, schließlich waren sie bei uns besser aufgehoben als auf der Polizeiwache. Ein sinnvolles Therapieangebot aber hatten wir für diese Leute nicht. Haben wir heute sinnvolle Therapieangebote, oder haben wir nur mehr?

Die veränderten Anforderungen und die sprunghaft steigende Nachfrage nach psychiatrischer Hilfe zwang Kliniken und Praxen zu einem veränderten und größeren Angebot. 1961 gab es in Hamburg 22 Nervenärzte mit Kassenzulassung, jetzt sind es über 100, und es ist gar nicht so sicher, daß Sie im Bedarfsfall bei dem Nervenarzt Ihrer Wahl kurzfristig einen Termin bekommen würden.

Die Frage, was ist Krankheit, was ist Lebenskrise, stellte sich bald ebenso wenig wie die Frage, was ist Therapie, was Lebenshilfe. Das Spektrum der psychischen Krankheiten änderte sich ebenso wie unsere Einstellung dazu. Formulierungen wie: »Es ist zwar keine Krankheit, sondern eine Fehlhaltung, aber eine so schwere, daß ihr Krankheitswert beigemessen werden muß«, erwiesen sich als faule Kompromisse. In den sechziger Jahren wurde der Alkoholismus als Krankheit anerkannt, und fast gleichzeitig zahlten die Kassen unter bestimmten Voraussetzungen für die Psychotherapie. Damit setzte ein gewaltiger Psycho-Boom ein, der noch immer nicht abgeschlossen ist, mit immer neuen Therapeuten, Therapieformen und Institutionen. Und auch dem Fachmann fällt es da nicht immer leicht, die Spreu vom Weizen zu trennen.

In einem 1985 von anerkannten Wissenschaftlern vorgelegten Buch über Depressionen wird nur in einem knappen Drittel des Textes die »Depression als psychiatrische Erkrankung« behandelt. Der größere Teil behandelt »Psychotherapie psychogener Depressionen«.

Noch einmal unser Modell:

Ein Mensch geht über eine grüne Wiese. Die Blumen blühen, die Sonne scheint. Aber der

Mensch kann sich darüber nicht freuen, unverarbeitete Erlebnisse seiner frühen Kindheit haben ihn depressiv gemacht.

Neurotische Depressionen sind häufiger als alle anderen hier besprochenen Krankheiten. Kaum noch einer von uns, in dessen Familie oder Umfeld nicht schon jemand »in Therapie« war oder ist. Vor mir liegt ein soeben erschienenes Buch mit dem Titel »Mensch – Psychiatrie – Umwelt«.

Ich lese die Sätze: Sich der Natur des Menschen wieder bewußt werden, sprengt wahrscheinlich die althergebrachten Gegensätze vom sozialen und biologischen Aspekt. Oder: Psychische Krankheit ist nicht behandelbar.

Zum letzten Mal unser Modell:

Ein Mensch geht über eine grüne Wiese. Die Blumen blühen, die Sonne scheint. Aber der Mensch ist depressiv, denn er hat erkannt, daß es die grüne Wiese und die blühenden Blumen bald nicht mehr geben und daß die Sonne sich verdunkeln wird.

Nicht der Mensch ist krank, die Gesellschaft, die Umwelt ist krank.

Wer will diesem Menschen helfen, kann ihn trösten?

Ärzte und Therapeuten vermögen dies sicher nicht.

Anhang: Selbsthilfegruppen

Die erste Selbsthilfegruppe entstand vor vielen Jahren in den USA. Drei befreundete, beruflich sehr erfolgreiche Kaufleute stellten eines Tages fest, daß sie das selbe Problem hatten: Sie tranken mehr Alkohol, als ihnen gut tat. Obwohl sie schon erkannt hatten, daß es mit ihnen gesundheitlich und menschlich bedrohlich bergab ging, kamen sie aus eigener Kraft nicht mehr vom Alkohol los. Sie hatten auch schon erfahren, daß Ärzte ihnen außer Verboten kaum etwas zu bieten hatten. Da die drei aber aktive, dynamische Männer waren, beschlossen sie, sich gegenseitig zu helfen. Sie wollten ein Leben ohne Alkohol führen, nicht mehr, nicht weniger. Daß sie die Gründungsväter der ersten und wohl bis heute erfolgreichsten Selbsthilfeorganisation, der Anonymen Alkoholiker, werden würden, ahnten sie nicht.

Inzwischen gibt es für die meisten chronischen Krankheiten Selbsthilfegruppen für die Kranken und deren Angehörige.

Eine tragende Kraft aller dieser Gruppen ist das Erleben, mit seinen Sorgen, Nöten und Problemen nicht mehr allein zu sein, sondern mit anderen Betroffenen sprechen, sich gegenseitig Mut machen und wichtige Erfahrungen austauschen zu können.

Dazu gehören wohl auch schlechte Erfahrungen mit Ärzten, die sich Kritik gefallen lassen müssen, berechtigte und unberechtigte. Die Mitarbeit in Selbsthilfegruppen ist bei den meisten chronischen Erkrankungen längst zu einem wichtigen Baustein der Therapie geworden. Deshalb unterstützt die Ärzteschaft jede sinnvolle Hilfe zur Selbsthilfe.

Welche Gruppen für sich arbeiten können (die eigentlichen Selbsthilfegruppen also), welche dagegen ohne professionelle Hilfe, z. B. durch Sozialarbeiter, pflegende Berufe, Psychologen, Ärzte nicht auskommen, hängt von der Art der Krankheit ab.

Selbsthilfegruppen kommen und gehen. Je mehr eine Gruppe auf privater Initiative gründet, desto rascher vollzieht sich meist dieser Wechsel, wofür es viele Gründe geben kann: Todesfälle, Umzug, aber auch Verlust der Motivation. Jede Auflistung von Selbsthilfegruppen kann deshalb nur für eine kurze Zeitspanne stimmen. Hausärzte, Gesundheitsämter und Fachkliniken werden Interessierte am ehesten über den jeweils aktuellen Stand informieren können.

Sie erinnern sich an den Alzheimer-Kranken aus dem ersten Kapitel. Es wäre für Frau Kellmer hilfreich gewesen, sich einer Selbsthilfegruppe für Angehörige von Alzheimer-Patienten anschließen zu können. Damals gab es eine solche Gruppe nicht, heute gibt es diese und viele andere.

Ich möchte Betroffene ermuntern, sich kundig zu machen.

Liste der Alzheimer Gesellschaften für Deutschland, Österreich und die Schweiz

Deutschland:

Deutsche Alzheimer Gesellschaft e.V.
c/o Evangelische Gesellschaft e.V.
Büchsenstraße 34–36
70174 Stuttgart
Tel. 0711 / 2268598
(Frau Dipl.-Psych. Goerlich)
Fax 0711 / 2268519

Alzheimer Gesellschaft Dresden e.V.
Bürgerwiese 6 (Sozialstation)
01109 Dresden
Tel. 0351 / 4962178
(Frau Büttner)
oder 0351 / 4964042
(Frau Schmarsow)

Alzheimer Beratung Leipzig
Liebigstraße 21
04103 Leipzig
Tel. 0341 / 209317
(Frau Dr. Adler, Herr Dr. Gunzelmann)

Alzheimer Gesellschaft Berlin e.V.
c/o SEKIS (Raum 2012)
Albrecht-Achilles-Straße 65
10709 Berlin
Tel. 030 / 8 91 60 96

Alzheimer Gesellschaft Hamburg e.V.
c/o Beratungsstelle für ältere Menschen
und ihre Angehörigen
Martinistraße 29
20251 Hamburg
Tel. 040 / 47 25 38

Alzheimer Gesellschaft Rotenburg e.V.
Goethestraße 19
27356 Rotenburg/Wümme
Tel. 04261 / 4066
(Herr Storm)

Alzheimer Gesellschaft Hannover e.V.
Konstanty-Gutschow-Straße 8
Postfach 61 01 80
30623 Hannover
Tel. 05 11 / 5 32-31 82 oder -31 87

Alzheimer Gesellschaft Bielefeld e.V.
Rappoldstraße 24
33611 Bielefeld

Tel. 0521 / 84347
(Herr Dipl.-Psych. Diekämper)

Alzheimer Gesellschaft Mittelhessen e.V.
Geiersberg 15
35578 Wetzlar
Tel. 06441 / 43742
(Frau Dipl.-Psych. Rath)

Alzheimer Gesellschaft Düsseldorf-Mettmann
Bergische Landstraße 2
40629 Düsseldorf
Tel. 0211 / 9224201
(Frau Krück)

Alzheimer Selbsthilfe Kreis Neuss e.V.
Einsteinstraße 108
41464 Neuss
Tel. 02131 / 84541
(Herr Hermkes)

Alzheimer Gesellschaft Dortmund e.V.
Geßlerstraße 14
44141 Dortmund
Tel. 0231 / 595020
(Frau Römer)

Alzheimer Gesellschaft Bochum e.V.

Zechenstraße 10
44791 Bochum
Tel. 0234 / 511021
(Frau Schulz)

Alzheimer Gesellschaft Münster e.V.
Deutsches Sozialwerk
Begegnungsstätte – Altes Backhaus –
Coerdestraße 36a
48147 Münster
Tel. 0251 / 274255
(Frau Wessling)

Alzheimer Gesellschaft Köln e.V.
Telegraphenstraße 35
40676 Köln
Tel. 0221 / 2019-274
(Frau Edelmann)

Alzheimer Gesellschaft Siegen e.V.
Birkenweg 18
57234 Wilnsdorf
Tel. 0271 / 390521
(Frau Zabel)

Alzheimer Gesellschaft
Region Offenbach e.V. – AGRO –
c/o Stephan Detig

Tagespflegeheim
Goerdeler Straße 5
63071 Offenbach
Tel. 069/8065-2097 oder -2315

Alzheimer Gesellschaft Pfalz e.V.
Mundenheimer Straße 239
67061 Ludwigshafen
Tel. 0621 / 569860
(Herr Dr. Bille, Frau Andres)

Alzheimer Gesellschaft Heidelberg
Postfach 1253
69221 Dossenheim
Tel. 06221 / 862401 oder
06211 / 14290
(Frau Riedinger)

Alzheimer Gesellschaft
Baden-Württemberg e.V.
Alzheimer Beratungsstelle
Büchsenstraße 34–36
70174 Stuttgart
Tel. 0711 / 2054-374
(Herr Schwarz)

Alzheimer Gesellschaft Freiburg e.V.
Scheffelstraße 7

79102 Freiburg
Tel. 0761 / 700061
(Herr Borchardt, Herr Dr. Kohler)

Alzheimer Gesellschaft München e.V.
Richard-Strauß-Str. 34
81677 München
Tel. 089 / 475185

Alzheimer Gesellschaft Mittelfranken e.V.
c/o Angehörigenberatung
Adam-Klein-Straße 6
90429 Nürnberg
Tel. 0911 / 266126
(Herr Mückschel)

Alzheimer Gesellschaft Würzburg/
Unterfranken e.V.
Universitätsnervenklinik
Füchsleinstraße 15
97080 Würzburg
Tel. 0931 / 407593

Österreich:

Wissenschaftliche Vereinigung:

Österreichische Alzheimer-Gesellschaft
Frau Dr. jur. Tschaibitscher
Neurologisches Krankenhaus Rosenhügel
Riedelgasse 5
A-1130 Wien
Tel. 00431 / 81800270
Fax 00431 / 889258 1

Selbsthilfe-Vereinigung:

Selbsthilfegruppe der Angehörigen
der Alzheimer-Kranken
Obere Augartenstraße 26–28
A-1020 Wien
Tel. 00431 / 3325166

Schweiz:

Schweizerische Alzheimervereinigung
Rue Pestalozzi 18
CH-1400 Yverdon-les-Bains
Tel. 024 / 222000
Fax 024 / 222167

Deutsche Parkinson Vereinigung:

Deutsche Parkinson Vereinigung e.V.
Bundesverband
Moselstraße 31
41464 Neuss
Tel. 02131 / 41016 oder 41017

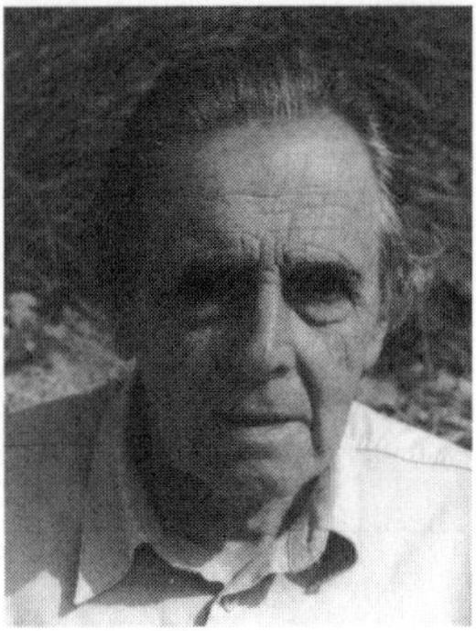

Der Autor

Jahrgang 1922. Nach Medizinstudium (unterbrochen von fast 4 Jahren Gefangenschaft in der Sowjetunion) 1951 medizinisches Staatsexamen und Promotion. 10 Jahre Krankenhausarzt in den Gebieten Innere Medizin, Lungenheilkunde, Psychiatrie und Neurologie. 1961 bis 1990 in eigener Kassenpraxis als niedergelassener Nervenarzt.

Weitere Titel aus der Edition Johannes Kuhn

Hans-Günther Schützmann
Ab und zu vergeß ich eben was

Hermann Portheine
Das Herz – unsere Lebensmitte

Georg Kleemann
Sich bewegen macht Spaß

Joachim Thilo
Zwischen Zärtlichkeit und Zorn

Johannes Kuhn
Zeit bringt Rosen